实验药理学

第二版

主　编　陈　纯

副主编　张南文　吴丽贤　许　盈

编　委　陈　洲　杨　渐　游育红　谢捷明
陈少雅　金桂林　陈　理　邓　琪
王　亘　郑　宁　熊伯军　杨　澜
叶小霞　林亚蓉　林桂凤　周　宇

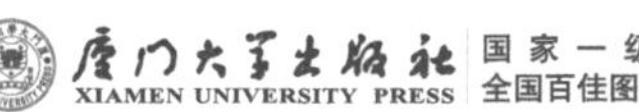

图书在版编目（CIP）数据

实验药理学 / 陈纯主编. -- 2 版. -- 厦门 ：厦门大学出版社，2025. 8. -- ISBN 978-7-5615-9775-0

Ⅰ. R965

中国国家版本馆 CIP 数据核字第 2025L3N548 号

责任编辑 眭 蔚
美术编辑 蒋卓群
技术编辑 许克华

出版发行 厦门大学出版社
社 址 厦门市软件园二期望海路 39 号
邮政编码 361008
总 机 0592-2181111 0592-2181406(传真)
营销中心 0592-2184458 0592-2181365
网 址 http://www.xmupress.com
邮 箱 xmup@xmupress.com
印 刷 厦门市青友数字印刷科技有限公司

开本 720 mm×1 000 mm 1/16
印张 6.75
字数 118 千字
版次 2013 年 12 月第 1 版 2025 年 8 月第 2 版
印次 2025 年 8 月第 1 次印刷
定价 27.00 元

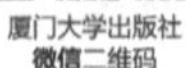

厦门大学出版社
微信二维码

厦门大学出版社
微博二维码

前言

作为医药学类专业核心实验课程，实验药理学对医药类专业学生掌握相关领域理论知识和实验技术起着至关重要的作用。本教材第二版在第一版的基础上，按照适应医药类专业人才培养方案和药理学教学改革要求，对部分实验内容进行修订，增加设计性实验内容，并新增数字资源。

本教材由四部分内容组成。(1)实验药理学概论：从理论上阐述实验药理学的基本方法及相关知识。(2)实验部分一：属于实验药理学大纲内容，实验项目涉及药效学、药代动力学、毒理学和生物检定，实验方法涉及在体和离体实验，采用生物信号采集系统、分光光度计等多种检测手段。(3)实验部分二：为药理学实验中常见的实验内容和方法，供各专业选择使用。(4)附录：收录药理学实验中常用的参数、统计学有关数据表等。本教材有助于培养学生的科研思维、实验技能和创新意识。

本次修订由福建医科大学药学院药理学系全体教师合力完成，同时得到了学校、药学院各级领导的支持和帮助，在此深表感谢。本教材适合药学类、临床医学类等医药学相关专业的本科学生使用。书中存在的疏漏之处，恳请各位专家、同行以及广大读者批评指正。

本书对应的课程被认定为福建省一流线下课程，其在线课程及数字化教材二维码如下：

在线课程及数字化教材链接为 https://www.xueyinonline.com/detail/218313434。

编　者

2025 年 4 月

目 录

第一篇 实验药理学概论

第二篇 实验部分一

第三篇　实验部分二

附　录

第一篇　实验药理学概论

第一章　实验药理学基本内容和课程要求

一、实验药理学的概念和基本方法

实验药理学(experimental pharmacology)属临床前研究(pre-clinical research)范畴,是以生物体为实验对象,在严格控制的实验条件下,利用各类仪器设备观测在药物作用下生物标本(整体实验动物、离体组织器官、细胞或生物分子等)产生的功能行为、组织形态、化学物质或生物电位等指标的变化,进而对药物的药效学及机制、药代动力学及参数或毒性作用加以分析和判断,得出相应的结论。由于新方法、新技术的大量涌现,人们对生命本质的认识也逐渐从整体、器官、组织水平深入细胞、分子水平,而药理学实验的手段也与生理学、细胞生物学、分子生物学、免疫学及现代仪器分析技术、专业软件应用融为一体。

实验药理学课程作为药学、医学类专业基础课程,其目的在于通过理论和实验教学,使学生掌握药理学基本实验方法,验证药理学中的重要基本理论,熟悉新药临床前药理学研究的方法、定量药理学实验和药物的生物检定法等,并培养学生初步具备客观地进行观察、比较、分析、综合和解决实际问题的能力。

药理学基本实验方法包含体外实验法(*in vitro* experiment)和体内实验法(*in vivo* experiment)。体外实验法以离体组织器官、细胞或生物分子等为实验对象,在药效筛选中具有实验精确度高、结果重复性好等特点,可在细胞、分子等各级水平对药物作用机制进行深入的研究,但可能受到一些非特异性因素的影响而出现假阳性结果,对于在体内代谢活化或通过影响机体免疫功能发挥作用的药物则可能出现假阴性结果。体内实验法以实验动物为实验对象,其结果是确定药物疗效必不可少的依据,但生物学误差一般较体外实验法大。

新药的临床前药理学研究程序一般包括：

(1)药效动力学：初筛，量效关系和时效关系，疗效的确定，与同类药的比较。

(2)机制研究：作用的环节，相关生物指标的改变及解释。

(3)药代动力学：体内过程，血药浓度或其他体液药物浓度随时间变化的规律，药代动力学参数的解读。

(4)毒性实验：急性毒性(一般在初筛前进行)、慢性毒性及特殊毒性。

二、实验设计

药理学实验前应明确：该实验的目的是什么，主要研究内容是什么，应收集哪些数据，准备说明什么问题，以最经济的人力、物力和时间为原则，进行周密的实验设计是药理学实验的中心环节。良好的实验设计、正确的实验操作、合理的实验分析，才能获得可信的实验结果。

(一)实验设计原则

药理学实验的对象是生物体，要取得精确可靠的结论，必须遵循自然科学研究中实验设计的三大原则：重复、随机、对照。

1. 重复(replication)

重复是保证实验结果可靠的重要措施之一。它含有两方面的意义，即重现性与重复数。重现性是指在同样的条件下可重复出精确可靠的实验结果，重复数是指实验要有足够的次数或例数。由于个体差异和实验误差的存在，仅根据一次实验或一个样本所得的结果往往难以下结论，在适当的范围内重复数愈多则愈可靠。遵循重复原则应注意以下几方面：

(1)干扰因素的控制

实验设计及实施过程中应注意干扰因素的控制，以保证实验的重现性。①实验样本：实验动物的品系、体重、年龄、性别、饲料、饲养条件等，离体标本的来源、处置方法、保存条件等。②仪器方面：精确度、灵敏度、零点漂移、操作熟练程度等。③药物方面：批号、纯度、溶剂、剂量、注射容量、注射速度、酸碱度、温度等。④其他实验条件：室温、气压、湿度、季节等。

(2)样本大小的选择

如何在少量的样本下获得可靠的结论，是实验设计中应加以考虑的问题。主要需考虑的因素包括：①药效方面：药效强者样本数可小，药效弱则应增加样本数。②生物差异：变异系数大则样本数应大；可信度要求高，P 值要求小,则样本数需增加。③按统计学原理:两组样本数相同时,实验效率最高;量反应指标比质反应指标效率高;同体实验比分组实验效率高。

一般而言,计量资料所需的例数可小于计数资料,小动物的例数应多于大动物。①小动物(小鼠、蛙等)每组 10～30 例,计量资料每组不少于 10 例,计数资料每组不少于 30 例;②中等动物(大鼠、兔、豚鼠等)每组 6～12 例,计量资料每组不少于 6 例,计数资料每组不少于 20 例;③大动物(犬、猫、猴等)每组 5～15 例。

样本数大小还可按统计学原理来测算,以保证既经济又有足够的重复数。①量反应资料的样本例数:用 t 检验的逆运算来估算多少例数方能达到 90% 可信度($P<0.05$);②质反应资料的样本例数:根据预实验或以往资料已知阳性率,测算达到 90%可信度所需的样本数。

2. 随机(randomization)

生物样本存在差异,随机分配的目的是使样本的生物差异能以均等的机会分配到各组,而消除人为因素或其他偏性误差的影响。但完全随机往往不能充分保证主要影响因素在各组中分配均衡,故提倡采用“均衡随机”的方法处理实验对象。即先将能控制的因素(如动物性别、体重、年龄、感染程度等)分档,再将各档样本随机分配到各组,使较难控制的因素(如动物活泼程度、饥饱程度、疲劳程度等)得到随机分配。主要的随机设计方法包括:①完全随机;②配对随机;③区组随机;④拉丁方设计;⑤正交设计。

3. 对照(control)

在实验研究中,为了消除个体差异及其他各种无关因素的影响,必须设对照组。对照应符合齐同可比的原则,除实验药物或处理的差别外,其他一切条件(如动物年龄、性别、体重、实验方法、仪器、环境及时间等)应力求一致。这样才能从实验组与对照组的比较中得出药物作用的可靠结论。对照一般可分为下列两类。

(1)自身对照

即在同一个体观察给药前后某种观测指标的变化,或者两种药物一前一后交叉比较,这样可以减少个体差异的影响。

(2)组间对照

系在实验中设置若干平行组进行比较,用同量生理盐水或溶媒处理的称为“空白对照组”或“阴性对照组”,用已知药处理的称为“标准对照组”或“阳性对照组”。采用病理模型的实验,为了检验用药后是否恢复到正常水平,还应设“正常对照组”。

(二)实验设计要点

1. 明确实验目的

根据实验中要解决的核心问题,进行实验项目设计,做到有的放矢。

2. 决定实验方法及观察指标

实验的观察指标往往和实验方法有联系。指标的选择首先要反映被研究问题的本质,具有唯一可靠性;其次指标必须能用客观方法加以测定,取得准确数据。

3. 动物实验模型

药理实验对象包括正常动物、麻醉动物及病理模型,既有整体动物,也有离体器官、组织和细胞或病原体等,主要根据实验目的、方法和指标的要求而定。例如小鼠价廉且来源广,可用于药效的初筛、LD_{50}的测定等;大鼠用途与小鼠相仿,由于它没有胆囊,便于做胆汁引流实验。对一种药物的研究应有一种啮齿类和一种非啮齿类哺乳动物,尽量使样本针对要求符合代表性的原则。

4. 抽样与分组

根据实验需要确定要分的组数,然后按随机原则进行分组。

5. 预实验

预实验是正式实验前的一个重要步骤,是对整个实验设计的预演,可以考察设计是否合理、可行。通过预实验熟悉实验方法,探索剂量大小,修正实验样本的例数,检验实验的观察指标是否灵敏、可靠、客观等,并了解各因素对实验的影响。

6. 确定给药剂量

(1)用药剂量的选择

研究新药时往往缺乏参考资料可供查询,动物实验中的给药剂量一般为LD_{50}的1/5～1/10,中药粗制剂的剂量多按生药折算,化学药品可参考化学结构相似的已知药物。在探索最适剂量时,应由小剂量开始,确定剂量后,采用“开始试用量(ds)”后,如作用不明显,动物也没有中毒的表现,可以加大剂量再次实验,一般按ds、2ds、3.3ds、5ds递增(或按2倍或3.16倍递增),2～4次可达到预期量,以后每次递增30%～40%。如出现中毒现象,作用也明显,则应降低剂量再次实验,剂量降低可采用剂量递增规律的反向。离体器官实验的剂量可按3倍或10倍递增。

药物的药效在安全界限下才有意义,治疗指数应在3以上。观察药物的量效关系，分组测试至少 2～3 个剂量。一般在进行药效对比时选用中效剂量，进行协同实验时药物剂量宜略低一些，欲进行解毒或拮抗实验，剂量则应偏高一些。

动物给药量的确立，还要考虑给药途径的不同、实验动物年龄大小、体质的强弱及药物作用强弱的差异。一般在口服量为 100 时，灌肠量应为 100～200，皮下注射量为 30～50，肌肉注射量为 25～30，静脉注射量为 25。幼龄动物是成年动物的 1/3～1/2，老龄动物为 2/3～3/4。

不同种动物之间、动物与人之间的用药剂量应按一定方法加以换算（见第二章）。

(2)安全剂量的探索

当由小动物过渡到灵长类动物，或由大动物过渡到临床试验时，应特别注意安全问题。首先要探索安全剂量，一般有两种途径：①由动物实验中该药与已知药的效价比值来估算；②根据动物对该药物的最大耐受量换算成人的等效量，然后取其 1/3 作为安全试用量，或以犬的最大耐受量之 1/10 作为人的初试剂量。

7. 给药方案

给药途径对药物作用有很大影响，既要尽可能采用方便的途径，又要考虑药物的性质，一般要求两种以上的给药途径，即一种为口服，另一种为腹腔或静脉注射。药物的溶解性和稳定性影响着剂型选择，应根据药物的性质、给药途径等选择合适的剂型，配制成适宜的浓度，使给药容量在动物的最适给药容量范围内，且各组给药容量相同。有的药物一次给药作用不明显，需要多次给药。不同药物观察时间长短也不同，如急性毒性实验，一般观察 7～14 天，但抗恶性肿瘤药物中的抗代谢药应观察两周。

8. 拟定实验记录格式

实验记录一般应包括：①实验项目名称；②实验目的；③实验器材，包括样本、材料和仪器；④实验药物的情况；⑤实验环境情况（时间、室温和湿度等）；⑥实验方法、实验步骤和进程；⑦实验结果（原始记录）：观测指标的变化（以恰当的单位和准确的数据表示）、原始描记图纸（或照片）及其他实验现象；⑧存在问题、改进措施及进一步探讨的问题；⑨实验参与者。

9. 数据处理

每次实验需随时记录结果，根据原设计对数据进行合适的统计处理（见第四章），从而得出结论。

三、实验课内容安排

（一）要求

1. 实验前

仔细阅读实验讲义的有关内容，领会实验原理，了解实验目的、要求、方法及实验步骤；结合实验内容，复习有关药理、生理、生化等方面的理论和实验知识，以便在实验中更好地理解和实施。

2. 实验过程中

严格按照实验要求和实验步骤进行操作，防止操作失误；认真、细致地观察实验现象，如实记录实验结果；出现异常情况应及时加以分析、判断，与任课教师交换意见，必要时可适当调整实验条件或改变实验处理方法，如用药剂量、作用时间等，以达到较完美的实验结果并从中得到锻炼。

3. 实验后

应及时处置实验动物，清洗器皿，关闭水电。对实验结果进行适当的整理，撰写实验报告。

（二）实验结果的整理和实验报告的撰写

1. 实验结果的整理

（1）数据资料的整理

根据资料的性质（计量资料或计数资料）分别进行统计处理，计量资料以均数（$\overline{X}$）±标准差（SD）的形式表达。

实验数据的记录和整理要注意有效数字的科学取舍，测得的数据不能超过其测量仪器的精密度，应由仪表的最小刻度向下估读 1 位，即末位数允许上下一个单位的误差，末位数以前的数字都应准确可靠。有些数值是多种测量值组合而成，其计算值的有效数字及其误差可按误差传递的原则加以处理，并决定尾数取舍。在一组中的均数，一般以 SD 的 1/3 来定有效位数，取 1/3 SD 值对均数值有影响的最高位数为尾数，仅末位数为可疑数。

（2）原始描记图的整理

原始描记图上应标注说明，包括实验题目，实验动物的名称、性别、体重，给药剂量或标本的名称，描记条件及实验日期等。对较长的描记图，可选取典型变化区段加以剪贴，但应持客观的态度进行，不论是否达到预期结果，均应留样。

2. 实验报告的书写

实验报告要求结构完整，条理分明，文字简练，书写工整，措辞注意科学性和逻辑性，一般包括题目、日期、室温等和正文。

正文包括：

(1)目的与原理。

(2)材料。药品的名称、剂型、批号；

动物名称、种系、性别、体重；

主要仪器的型号、厂家等。

(3)方法。应简洁明了，同时便于指导重复实验。

(4)结果。描述实验所观察到的现象，并将记录下的数据、描记图经适当整理后以文字、图、表或其他形式加以表达。表和图的设计应正确、合理、易懂，使每张表和图都能“自明”，单看表或图就能大体了解实验的内容，如药物、给药途径、剂量、动物、时间、指标及结果等。表格采用三线式。凡已用表或图表达结果，则文中一般不需重复其数据，只需摘述其主要发现。

(5)讨论。应针对实验方法和所观察到的现象、结果，联系课堂讲授的理论知识，进行分析、讨论，判断实验结果是否为预期的，如果出现非预期的结果，应该分析其可能原因。

(6)结论。实验结论是从实验结果归纳而得的概括性的判断，也就是这一实验所能说明的问题、验证的概念或理论的简要总结。凡缺乏充分证据的理论分析不应写入结论。

第二章 常用实验动物及实验方法

实验用动物(experimental animals)包括实验动物(laboratory animals)、野生动物和家畜家禽3类。实验动物是指经人工饲育,对其携带的微生物进行控制,遗传背景明确或来源清楚的,用于科学研究、教学、生产、检定以及其他科学实验的动物。它具有较强的敏感性、较好的重复性和反应的一致性。为了获得可靠的实验结果,实验研究时必须选择符合要求的实验动物。

一、实验动物的生理特点和选择

(一)实验动物的分类

1. 按遗传学控制分类

(1)近交系(inbred strain)

连续全同胞兄妹或亲子交配20代以上,近交系数达98.6%以上,群体基因达到高度纯合和稳定的动物群称为近交系动物,俗称纯系动物。近交系动物的反应个体差异很小,所获结果的精确度高,可重复性高。但近交系动物的繁殖力低,抗病力差,对饲养条件的要求高,大量供应有困难。生物医学实验中近交系动物应用最多的是小鼠和大鼠。

常用的近交系动物:C57BL/6、C3H、BALB/c、DBA/2、CBA(以上为小鼠)、F344、LEW、BN、SHR、DA(以上为大鼠)等。

(2)封闭群(closed colony)

5年以上不从外部引种,只在群体内进行随机交配繁殖,为提供实验动物而进行生产的群体称为封闭群。封闭群动物具有杂合性,避免了近交衰退的出现,具有较强的繁殖力和生活力,广泛应用于预实验和一般实验。其个体间的一致性和重复性不如近交系和系统杂交动物。

常用的封闭群动物:昆明小鼠、NIH小鼠、ICR小鼠、LACA小鼠、Wistar大鼠、SD大鼠、Dunkin Hartley豚鼠、新西兰兔、青紫兰兔等。

(3)突变系(mutant strain)

正常染色体的基因发生了突变,而具有了各种遗传缺陷的品系称为突变系。突变系动物可以作为人类疾病的动物模型用于实验研究，如联合免疫缺陷小鼠用于 HIV 病毒致病性研究，裸小鼠（无胸腺小鼠）广泛应用于异种肿瘤移植实验、免疫功能研究等，尿崩症大鼠、侏儒小鼠、糖尿病小鼠、肥胖症大鼠等遗传性病理模型用于相应领域的研究。

（4）系统杂交动物（hybrid animal）

两个不同近交系杂交所产生的第一代动物称系统杂交动物或 F_1 动物（first filial generation）。F_1 动物具有杂交优势，生命力强，耐受性强，可长期进行观察，个体相互之间可以接受皮肤、器官移植；还具有与近交系相似的个体均质性，以及两个亲本品系的特点，适用面较广。F_1 动物的命名方法为两个亲本品系的名称后加“F_1”，即：母本×父本 F_1。常见 F_1 小鼠：AKR×DBA/2F_1、BALB/c×AF_1、BALB/c×C57BL/6F_1、BALB/c×DBA/2F_1、C3H×DBA/2F_1、C3H×C57BL/6F_1、C57BL×C3H/6F_1 等。

（5）转基因动物（transgenic animal）

转基因动物是指以实验方法导入外源基因在其染色体基因组内稳定整合并能遗传给后代的动物。转基因动物的应用主要包括：基因表达调控，转基因动物模型实验，用转基因动物生产生物活性物质或药物。

2. 按微生物控制分类

根据实验动物所携带其他生命体的情况，国际上一般将实验动物分为四个等级：无菌动物（germfree animal，GF）、悉生动物（gnotobiotic animal，GN）、无特定病原体动物（specific pathogen free animal，SPF）和普通动物（conventional animal，CV），分类原则见表 1-2-1。

表 1-2-1　实验动物按微生物控制分类原则

种　类	饲养条件	控制程度
GF	隔离系统	以无菌技术获得，检不出任何微生物和寄生虫
GN	隔离系统	带有明确的微生物丛，无菌条件饲育
SPF	屏障系统	不带有指定的致病性微生物和寄生虫
CV	开放系统	微生物、寄生虫带有情况不明确，但不能带有人畜共患病和致动物烈性传染病的病原体

参照国外标准，我国国家技术监督局发布的国家标准将医学实验动物分为下列 4 个等级：一级，普通动物（conventional animal，CV）；二级，清洁动物（clean animal，CL）；三级，无特定病原体动物（specific pathogen free animal，

SPF);四级,无菌动物(germfree animal,GF)。微生物控制程度分别有相应要求。

(1)普通动物

饲养在开放条件中,未经积极的微生物控制,不携带人畜共患病和致动物烈性传染病病原体的动物为普通动物。普通动物由于自身所携带的微生物背景不明确,难以排除微生物和寄生虫等对实验结果的干扰,在科学研究及检定的实验动物使用中,目前我国对最常用的大小鼠已要求使用二级以上动物,不适用普通动物,豚鼠、兔、犬等动物尚可使用普通动物。

(2)清洁动物

指除一级动物应排除的病原体外,不携带对动物危害大和对科学研究干扰大的病原体的动物。清洁级动物较普通动物健康,在实验中可排除动物疾病的干扰和大部分病原体的干扰,又较 SPF 动物容易达到质量控制标准,目前常用于一般的科学实验。

(3)无特定病原体动物

无特定病原体动物体内及环境中均不存在致病性的微生物和寄生虫,属于健康无病的动物。繁殖率高,动物质量高,能安全可靠地排除微生物和寄生虫对实验的干扰,已广泛应用于药物学、毒理学、肿瘤学、免疫学、传染病学实验和诊断血清、疫苗的生产,适合进行长期慢性实验,能取得可靠的结果。对饲养条件要求高,需饲养于屏障系统中。

(4)无菌动物

无菌动物适应了无菌生活,在形态、生理、代谢及机能防御等方面与普通动物不同,其体重较轻,寿命较长,心脏较小,免疫机能低下。在药理学研究中,适用于慢性毒性实验,微生态制剂、生物制品、抗菌药物的实验研究等。需要在无菌条件下饲育,饲养于隔离系统,需剖腹生产。

(5)悉生动物

悉生动物又称已知菌动物,出于需要,向无菌动物接种一种或几种正常菌丛,使之在动物体内定居,根据接种菌的种类数分别称为单菌动物、双菌动物、三菌动物和多菌动物。悉生动物在微生物学研究领域应用较广泛,也用于肿瘤学、免疫学、骨髓移植等研究领域。

(二)常用的实验动物

现将各种常用实验动物的特点及其在药理学实验中的应用作一简介。

1. 青蛙(frog)和蟾蜍(toad)

容易获得,也容易饲养,使用比较经济方便。其心脏在离体条件下可以长时间有节律地搏动，常用来研究药物对心脏的作用。其坐骨神经腓肠肌标本可用来观察药物对周围神经或神经肌肉接头的作用，用于局麻药和肌松药的研究。蛙的腹直肌标本还可用于鉴定乙酰胆碱和箭毒类药物的作用。

2. 小鼠(mouse)

其体形小，便于大量繁殖和饲养，是需用大量动物进行实验时的首选动物。如半数致死量测定和各类药物的初筛等。小鼠的生育力强，妊娠期短，因而适用于研究生殖药理和毒理。通过移植或化学物质诱导可使小鼠发生肿瘤，故可用于抗恶性肿瘤药的筛选与药物的致癌性研究。小鼠还可以感染疟疾、血吸虫病和多种人类致病菌，常用于这些疾病的实验治疗。

3. 大鼠(rat)

与小鼠相似，但其体形较大，在有些实验中使用更为方便。例如可用于血压实验，甚至进行血流动力学实验等。大鼠对炎症反应比较灵敏，适用于药物的抗炎作用实验。大鼠无胆囊，便于通过胆管插管收集胆汁。大鼠的离体膈神经膈肌标本和离体子宫分别用于神经肌肉接头阻断药和子宫收缩药的生物检定。此外大鼠还是新药长期毒性实验的常规实验动物。

4. 豚鼠(guinea pig)

易被抗原性物质所致敏，对组胺特别敏感，常用于观察药物的致敏作用和筛试抗过敏药。又因其对结核杆菌比较敏感，也用于抗结核药的筛选。离体豚鼠的心脏和回肠分别用于强心苷类和传出神经系统药物的实验。

5. 家兔(rabbit)

容易饲养，比较驯服，有较大的体形，其耳部血管又便于注射给药及采血，为药理实验中最多用的一种动物。可用于直接记录血压、呼吸，观察药物的作用。家兔的体温比较稳定，故可用于解热药实验和注射液的热原检查。家兔的心脏在离体条件下仍可长时间搏动，是观察药物对哺乳类动物心脏直接作用的合适模型。离体兔主动脉和兔肠管常用于观察药物对血管和肠道平滑肌的作用。家兔皮肤对刺激物的反应接近于人，适宜用于观察药物对皮肤的局部作用。

6. 猫(cat)

其血压比较稳定，用于观察药物对血压的影响比家兔更合适。猫对神经肌肉接头阻断药的反应性与人类最接近，是研究新型肌松药的常用动物。猫和兔的头形都比较一致(犬的头形个体差异很大)，头部表面与脑的各部分有固定的对应关系，需要往脑内插电极来观察脑电活动时，两种动物都常用，但猫脑比兔脑约大一倍，故更为合适。

7. 犬(dog)

可以通过训练使其与人合作，因而适用于慢性实验，如条件反射、高血压的实验治疗，以及用手术做成胃瘘和肠瘘以观察药物对消化道运动和分泌功能的影响等。犬和猫的呕吐反应都很灵敏，常用于研究药物的致吐或镇吐作用。需要体形较大的动物做实验时也常用犬，如在位心脏的冠状流量测定及血流动力学研究等。进行新药临床前毒性实验时，犬是常规使用的动物。

8. 猴(monkey)

比较昂贵而且难以获得。但它在分类上接近人类，神经系统比较发达，有月经周期，因而在观察药物对高级神经活动和生殖生理的影响及进行新药的临床前毒性观察时仍需使用。

9. 鸽(pigeon)和鸡(chicken)

鸽子对强心苷类药物的反应性个体差异最小，常用于强心苷类药物的生物检定。雏鸡可用于判别神经肌肉接头阻断药的作用类型，阉割的公鸡则用于雄激素作用的观察。

(三)实验动物的选择

1. 实验动物种属和品系的选择

实验动物除了有种属区别外，还有品系的差别，如常用的封闭群小鼠有昆明种、NIH 和 ICR 等。动物对药物的反应具有种属差异性。一般在分类上与人类接近的动物对药物的反应性也与人类接近。如研究药物对高级神经活动的影响，常选用猴和犬。但是也并非一切的药理实验都需要用高等哺乳动物来做，不同的动物各有不同的用处。例如，心肌对传出神经系统药物的反应，各种动物基本相似，从经济学角度考虑，以先用蛙心进行实验为宜；观察药物的变态反应时，豚鼠比犬和猴更为合适；而氯霉素引起再生障碍性贫血的反应则只有鸭子才能复制。因此，选择实验动物必须考虑到这些实验动物对受试药的反应性及体内代谢与人类的一致性，便于将实验结果外推到人。

选择实验动物时需考虑下列因素。

(1)与人的机能、代谢、结构及疾病特点相似

通常灵长类与人更接近，但由于濒危动物保护及经费等问题，不必盲目追求使用高等动物，在要求使用时才选择非人灵长类，如研发疫苗及基因工程产品临床前安全性评价时通常选择猴子。

(2)遗传背景明确,性状稳定

选用有资质的实验动物生产单位提供的标准化实验动物,根据实验要求选择封闭群、近交系或系统杂交动物等。尽可能选择已有大量历史对照数据的实验动物,便于实验数据分析,做出判断。

(3)对实验因素敏感

家兔对温度变化灵敏,用于发热、解热和致热原实验;犬和猫用于呕吐实验;犬、猫和大鼠用于药物对血压的影响实验。

(4)人畜共患疾病和传统应用的实验动物

选择人畜共患疾病的实验动物作疾病模型研究;选择科研、检验和生产中传统应用的动物经过长期实践经验的积累。如抗恶性肿瘤药物研究用B16近交系小鼠接种黑色素瘤,免疫学相关研究用C57BL/6等。

此外,为了进一步提高动物实验结果外推到人的可预测性,目前对拟用于人类的产品的动物实验建议尽可能使用相关动物,即该动物种属的体内行为(物质基础、行为特征等)、靶点/结合特性、作用机制/作用过程与人类的一致性较高。因此,假设动物研究结果可再现于人体临床研究,可通过实验进行相关性评价,如体外/体内代谢研究、组织交叉反应、数据比较-修正研究,或参照类似物的相关信息。

2. 实验动物个体的选择

同一种动物在不同的生理条件下,对药物的反应性也可有较大差别。为了减少实验误差,除了需注意动物的种属选择外,还应注意动物的个体选择,包括动物的年龄、体重、性别、生理状态和健康状况等。常用实验动物生理常数见附表4。

(1)年龄与体重

进行药理学实验时应根据实验目的和研究内容,选用适龄的动物。动物的年龄最好从其出生日期推算,在不能确知动物年龄的情况下,常按其体重作粗略估计。一般成年动物对药物的反应性比较稳定,幼年动物对药物的毒性比较敏感。因而观察药物的各种药理作用多用刚达性成熟期的动物,而进行长期毒性实验时则常用幼年动物。在同一批实验中,各组动物的年龄、体重应尽可能一致(体重相差不宜超过20%),否则可影响实验结果的可靠性。动物的体重测定需在空腹时进行。

(2)性别

动物对药物的反应性有时候还存在着性别差异,性激素类药物固属如此,其他药物也有这种情况。例如有机磷化合物 E605 灌胃给药的 LD_{50}，雄性大鼠为 30 mg/kg，而雌性大鼠仅 3 mg/kg，所以在实验中应将雌雄动物平均分配于各组，以采用雌雄动物各半为宜。

(3)生理状态

动物的生理状态，如怀孕、哺乳、冬眠等，可以显著地影响其对药物的反应性。除了观察药物对妊娠及胎儿的影响以外，一般都不用怀孕或哺乳的动物，进行慢性实验时必须将雌雄动物分笼饲养。

(4)健康状况

一般健康动物对药物的耐受量比患病动物大。实验动物是否健康，可以从其外观做初步判断。健康动物的表现为发育正常，肌肉丰满，被毛浓密而有光泽，紧贴体表，眼睛明亮而灵活，无过多的分泌物，肛门周围毛色洁净，食欲良好，反应灵敏，运动活泼等。对于有特殊要求的实验，还需做进一步的功能检查。

二、实验动物伦理和动物的一般处置方法

(一)3R 原则及动物伦理

动物实验的开展带来了伦理问题和实验动物福利问题，在科学研究中使用动物应按照伦理原则，尽可能满足动物福利。具体工作中应遵循 3R 原则，包括：①替代(replacement)：能达到某一实验目的，使用细胞、组织或其他方法而不使用动物进行实验；②减少(reduction)：使用尽量少的动物获取同样多的实验数据，使用恰当的实验设计和统计学方法减少动物使用数量，尽量使动物一体多用等；③优化(refinement)：通过改进和完善实验程序，减轻或减少给动物造成疼痛和不安，提高动物福利。

动物福利还包括遵循国家对实验动物使用和管理的法规，给动物舒适的生活环境、食物和水以及健康和福利，在动物手术和处死过程中尽量减少痛苦。动物使用者需向使用单位“实验动物伦理委员会和管理委员会”申请伦理审批，审查批准其使用实验动物的必要性和合理性。

(二)实验动物的性别鉴别

大动物性别特点明显，不难辨认。大、小鼠主要根据肛门和生殖孔之间的距离来判断，距离近者为雌，远者为雄，雄鼠尚可见阴囊，热天尤为明显。

(三)实验动物的编号

实验动物的编号应该有唯一性，常用的标记方法有体表染色法、耳号法、烙印法、挂号牌法、记号笔标记等(表 1-2-2)。较大的动物可用号码牌挂在颈

部(戴项圈法),小鼠、大鼠可用1%～3%苦味酸涂于体表不同部位(顺毛、反毛均涂上),或将不锈钢耳号用耳号钳固定于耳部(图1-2-1)。方法不尽相同,以能明显区分为原则。

表1-2-2　常用的实验动物标记法

标记方法	适用动物种类	特　点
颜色标记	小鼠、大鼠、家兔	适用于白色动物,多采用1%～3%苦味酸
金属项圈	犬、猫、猴、羊	铝制或不锈钢制,挂于颈部
金属耳号	小鼠、大鼠等	用耳号钳将其固定于耳部,适用于长期实验
记号笔	小鼠、大鼠、家兔	用油性记号笔直接在动物尾巴或耳郭上短期标记
剃毛、剪毛	家兔、金黄地鼠	有色动物或大动物短期标记

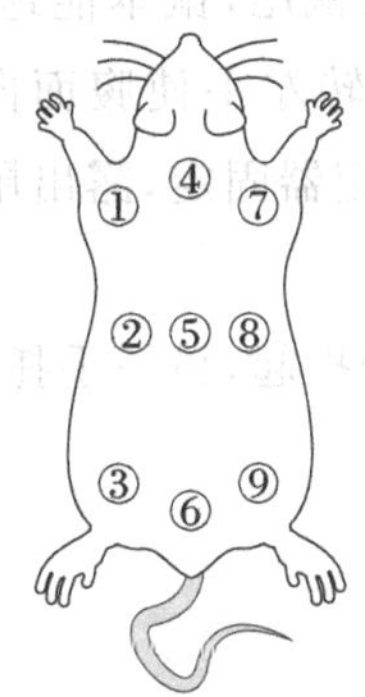

图1-2-1　大、小鼠的标记

(四)实验动物的捉持

1. 青蛙和蟾蜍

左手捉持:以食指和中指夹住一侧前肢,拇指固定另一侧前肢。毁脑和脊髓时,左手食指和中指夹持头部,右手将探针经枕骨大孔向前刺入颅腔,摆动探针捣毁脑组织,再退回探针向后刺入椎管破坏脊髓。

2. 小鼠

小鼠捉拿方法有两种:一种办法是用右手提起尾部,放在鼠笼盖或其他粗糙面上,向后上方轻拉,此时小鼠前肢紧紧抓住粗糙表面,迅速用左手拇指和食指捏住小鼠颈背部皮肤并以小指和手掌尺侧夹持其尾根部固定于手中;另一种抓法是只用左手,先用食指和拇指抓住尾部,再用手掌尺侧及小指夹住尾根，然后用拇指及食指捏住其颈部皮肤。前一方法简单易学，后一方法稍难，但便于快速捉拿给药(图 1-2-2)。

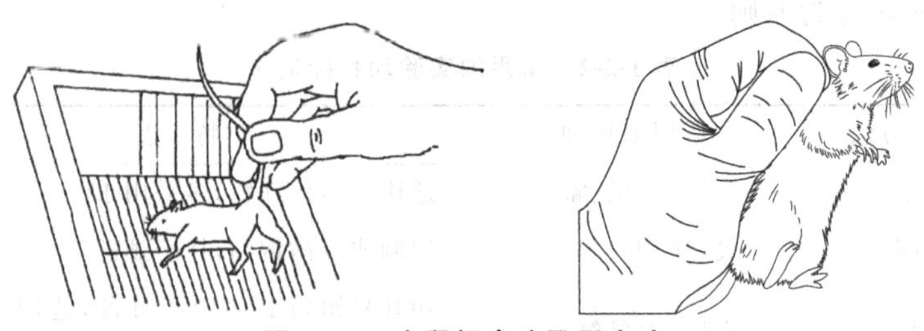

图 1-2-2　小鼠捉拿法及固定法

3. 大鼠

大鼠在惊恐或激怒时会咬人，捉拿时应注意，无经验者可戴防护手套，动作应轻柔，切忌粗暴或用钳子夹持。实验者可用右手捉住鼠尾，将鼠放在鼠爪能抓牢的物体表面，并稍向后拉鼠尾，鼠本能地向前爬行，此时实验者用左手抓住鼠的双耳和颈部皮肤并翻转左手使腹面向上(图 1-2-3)，即可行腹腔注射。也可用金属筒或铁丝笼固定器固定，露出尾部，做尾静脉注射。

4. 家兔

一手抓住颈背部皮肤，轻轻提起，另一手托其臀部，使兔呈坐位姿势，切忌捉拿双耳(图 1-2-4)。

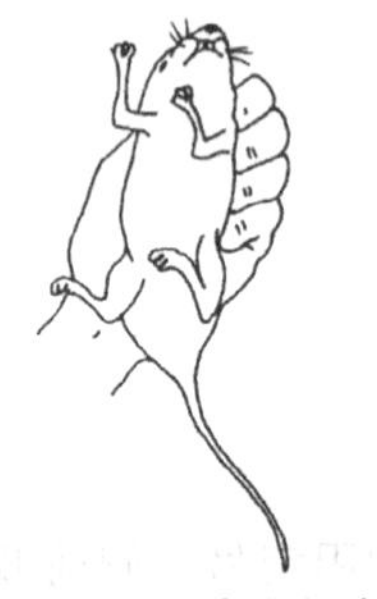

图 1-2-3　大鼠捉拿法

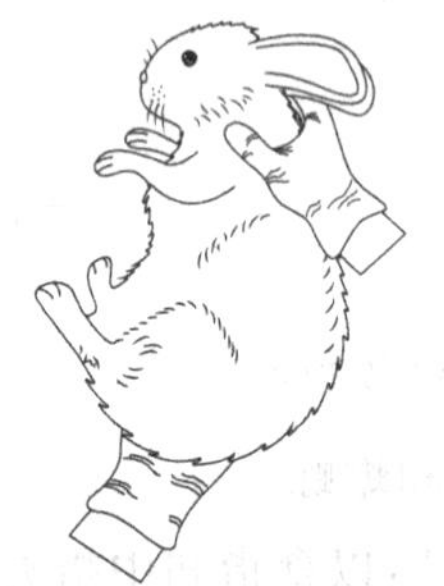

图 1-2-4　家兔捉拿法

5. 豚鼠

以拇指和中指从其背部绕到腋下，另一手托其臀部，体重小者可单手捉拿。

6. 猫

轻声呼唤，将手慢慢伸入猫笼，轻抚猫的头、颈、背，一只手抓住颈背部皮肤，另一只手抓住腰背部，必要时可用固定袋将其固定。

7. 犬

对驯服的犬可用特制的嘴套将其嘴套住，对野生犬先用长柄捕犬夹钳住其颈部，再用上述方法将嘴套住。

(五)实验动物的给药法

1. 蛙

蛙皮下有数个淋巴囊，该处注入药物易吸收。一般常以腹淋巴囊作为给药途径。给药方法：一手抓住蛙，固定四肢，将其腹部朝上，另一手持注射器，将注射器针头先经蛙大腿上端刺入，经大腿肌层，再入腹壁皮下刺入腹淋巴囊内，然后注入药液。该注射方法可防止拔出针头时药液外溢，注射量 0.25～1.0 mL/只。

2. 小鼠

(1)灌胃法

左手拇指和食指捏住小鼠颈背部皮肤，无名指或小指将尾部紧压在手掌上，使小鼠腹部朝上，右手持灌胃器(1～2 mL 注射器上连接玻璃灌胃管或注射针头磨钝稍加弯曲制成的灌胃管，长 4～5 cm，直径约 1 mm)。操作时，经口角将灌胃管插入口腔，用灌胃管向后上方压迫小鼠头部，使口腔与食道成一直线，再将灌胃管沿上腭壁轻轻推进食道，当推进 2～3 cm 时，灌胃管的前端到达膈肌水平，此时可稍感有抵抗。一般在此位置推注药液即可(图 1-2-5)。如此时动物呼吸无异常，可将药液注入。如遇阻力应抽出灌胃管重新插入。若误插入气管注药可引起动物立即死亡。推注药液后轻轻拉出灌胃管。一次灌注量为 0.1～0.3 mL/10 g 体重。操作时切忌粗暴，以防损伤食道及膈肌。

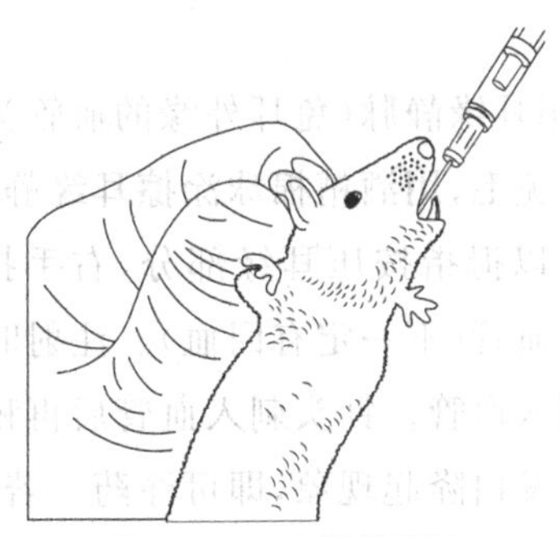

图 1-2-5　小鼠灌胃法

(2)皮下注射法

注射部位可选背部皮下。操作时轻轻拉起背部皮肤,将注射针刺入皮下,稍稍摆动针头,若容易摆动则表明针尖的位置确在皮下,此时注入药液。拔针时,轻捏针刺部位片刻,以防药液逸出。大批动物注射时,可将小鼠放在鼠笼盖或粗糙平面上,左手拉住尾部,小鼠自然而然向前爬动,此时右手持针迅速刺入背部皮下,推注药液。

(3)肌肉注射法

左手固定小鼠,右手持注射器,将针头刺入小鼠臀部外侧肌肉,推注药液。

(4)腹腔注射法

左手固定动物,使小鼠呈头低位,腹部朝上,右手持注射器,在左下腹部将针头刺入皮下,沿皮下向前推进 3～5 mm,然后使针头与皮肤呈 45°角方向穿进腹肌刺入腹腔。针尖进入腹腔时可有抵抗消失感,此时可轻轻推注药液。一次注射量为 0.1～0.2 mL/10 g 体重。

(5)尾静脉注射法

将小鼠装入固定筒内,使其尾部外露。尾部用 40～50 ℃温水浸泡或以 75％酒精擦拭,使血管充血和表皮软化,以左手拇指和食指掐住尾根部阻断静脉回流,使尾静脉充盈,同时以其他手指固定尾部,从两侧尾静脉中选择扩张明显者,右手持注射器穿刺。如推注有阻力,且局部肿胀发白,则应退回重刺。宜从末端开始,以便多次穿刺。

3. 大鼠

常用给药途径和给药方法基本上与小鼠相同,所用注射针头可稍大,注射量也稍多。麻醉大鼠静脉给药可采用舌下静脉注射法。

4. 家兔

(1)静脉注射法

兔静脉注射一般采用耳缘静脉(兔耳外缘的血管为静脉,中央的血管为动脉)。先除去注射部位的兔毛,用酒精棉球涂擦耳缘静脉部皮肤。以左手食指放在耳下将兔耳垫起,并以拇指按压耳缘部分,右手持带有 6 号针头的注射器,尽量从血管远端刺入血管(不一定有回血)。注射时针头先刺入皮下,沿皮下向前推进少许,然后刺入血管。针头刺入血管后再稍向前推进,轻轻推动针栓,若无阻力和局部皮肤发白隆起现象,即可注药。若推药有阻力或发现皮肤发白隆起,表示针头在血管外,这时应将针头稍退回,再重新穿刺血管。注射完毕后,用棉球压住针眼拔出针头(图 1-2-6)。

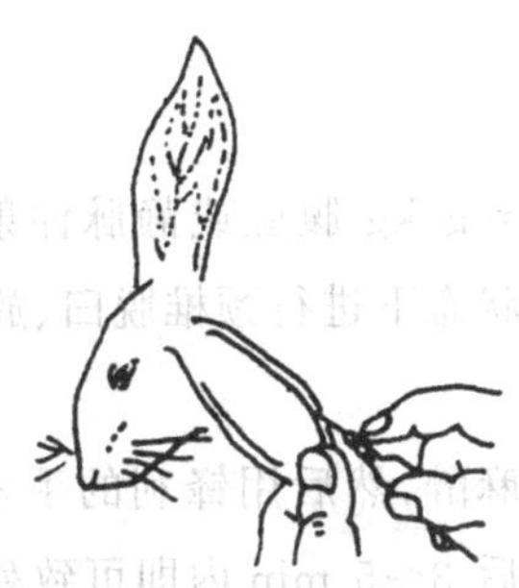

图 1-2-6　兔耳静脉注射法

(2)其他

尚可采用皮下、肌内及腹腔注射,给药方法基本上与小鼠相同,可选用 6 号针头,给药量可稍多。灌胃法采用 8 号或 9 号导尿管,左手将开口器固定于兔口,右手将导尿管插入食道。

常用实验动物的注射针头大小及注射量见附表 1。

(六)实验动物的麻醉

实验动物的全身麻醉通常采用吸入麻醉法和注射麻醉法。

1. 吸入性麻醉

乙醚用于短暂的麻醉具有良好的效果,易于调节麻醉的深度,并能较快地终止麻醉,但一般的操作法对实验环境空气造成污染。目前小动物麻醉通常采用异氟烷,适用专用吸入式麻醉机,挥发罐中表面的异氟烷由液体变为气体,连接到动物麻醉面罩供动物麻醉。

2. 非吸入性麻醉

非吸入性麻醉的给药方法常用腹腔注射法和静脉注射法,优点是使用比较方便,一次给药可以维持较长的麻醉状态,手术或实验过程中都比较稳定。缺点是苏醒较慢,麻醉深度和使用剂量较难掌握。

常用的麻醉药及其用量见附表 2。

(七)实验动物的安乐死方法

1. 颈椎脱臼法

用镊子或手指压住小鼠的颈部,另一只手拉住尾巴,两只手同时用力,使之颈椎脱臼,从而造成脊髓与脑髓断离。适用于小鼠和 200 g 以下大鼠。

2. CO_2吸入法

采用 CO_2多功能麻醉机吸入过量 CO_2。适用于小鼠、大鼠、豚鼠、家兔等体型较小的动物。

3. 过量麻醉法

戊巴比妥钠 100～150 mg/kg 腹腔或静脉注射，各种动物均适用。也可用麻醉剂量注射后，在麻醉状态下进行颈椎脱臼、放血等。

4. 麻醉后急性失血法

犬、猴等大体型动物先麻醉，然后用锋利的手术刀在股三角区把股动脉、股静脉全部切断，流出血液后 3～5 min 内即可致死。

三、常用实验技术

(一)实验动物一般指标的观察和检查方法

1. 实验动物一般活动的观察

动物的一般观察指标包括自主活动，运动情况，呼吸的频率及性质，饮食情况，皮毛情况及肤色，粪便情况，对外界的反应，口腔、耳、鼻、外阴有无异常分泌物。一般指标的观察是毒性试验中的必须指标。

2. 体重的称量

可采用普通天平或电子天平称重，动物称重前应禁食(不禁水)，以消除食物对体重的影响。

3. 体温的测定

可采用普通体温计(肛表、口表)或半导体温度计测量，测量的部位、深度和时间应一致。肛表插入深度：小鼠 1.8 cm，大鼠 2.5 cm，兔、犬和猴子 3～4 cm。测量体温时一般要连测 2～3 次，每次测量时温度计要在肛腔等处停留 3～5 min。环境温度对动物体温的测定有影响，一般环境温度应控制在 18～28 ℃。

4. 脉搏检查

大动物先略加固定，待安静后，用手指按股动脉测脉率 0.5～1 min，计算每分脉搏次数，小动物可直接用手触及左侧胸部心跳最明显处计数心搏次数，也可用钟罩听诊器或测量脉搏的仪器进行听诊计数或自动追踪记录。环境温度、湿度、动物兴奋状态、饲养条件、健康状况、品种、年龄、性别、所处姿势等对动物脉搏均有影响。

5. 呼吸频率的测定

使动物保持相对安静状态，以肉眼观察并记录呼吸的次数，或用记录仪自动记录呼吸频率。

(二)实验动物常用生物指标和生物样品的采集

1. 采血

在药理学研究中,常需采集实验动物的血液,以供常规检验、生化检验和血药浓度测定等。根据采血部位,血样可分为静脉血、毛细血管血和动脉血,多数检查指标受其影响不大,但血糖、血氧饱和度、二氧化碳分压等有差异。对血样的不同处理,又将其分为全血、血浆和血清。

各种实验动物的采血部位与方法,需视动物种类、检测目的、实验方法及所需血量而定。常用实验动物采血量与采血部位见表1-2-3。

表1-2-3 常用实验动物采血量与采血部位

动物	常规采血量	最大安全采血量	最小致死采血量	采血部位		
				取少量血	取中量血	取大量血
小鼠	0.1	0.1	0.3	尾静脉 眼底静脉丛	断头 心脏	摘眼球
大鼠	0.5	1.0	2.0	尾静脉 眼底静脉丛	断头 心脏	摘眼球
豚鼠	1.0	5.0	10.0	耳缘剪口	心脏	
家兔	1.0	10.0	40.0	耳静脉 眼底静脉丛	耳中央动脉 颈静脉	股、颈动脉 心脏
猫	1.0	—	—	耳静脉	颈静脉 后肢外侧皮下小隐静脉 前肢内侧皮下头静脉	股、颈动脉 心脏
犬	3.0~5.0	50.0	300.0	耳静脉 舌下静脉	颈静脉 后肢外侧皮下小隐静脉 前肢内侧皮下头静脉	股、颈动脉 心脏
猴	2.0	15.0	60.0		后肢外侧皮下小隐静脉 前肢内侧皮下头静脉	股、颈动脉 心脏

注:采血量单位为mL。

2. 实验动物心电图记录法

在药理学研究中,为了观察药物对心率与心律的影响,判断药物的疗效与毒性,常需做心电图记录。描记动物的心电图与描记人的心电图并无原则区别,所不同的是大动物固定电极部位应先剃毛,涂电极糊,小动物可采用针形电极代替电极板(将针灸毫针焊接在适当口径的金属短管上,再将短管套在导线的插头上),刺入动物的皮下,以作记录。可采用普通心电图机或生物信号采集系统描记动物心电图。麻醉常可引起动物心率变慢等,动物的惊恐挣扎及体位的变动也可引起心电图的变化，因此测心电图时最好不用麻醉，反复训练动物以适应检查并保持安静，特别对犬、猴、兔最好采用此法。

3. 实验动物的血压记录

血压记录是药理学研究中常用的实验方法。在急性实验中，普遍采用血压换能器直接测压法，可连接平衡记录仪或生物信号采集系统描记血压曲线。在慢性实验中，则多采用不流血的间接测压法。血压的单位以 mmHg 或 kPa 表示，1 kPa 等于 7.5 mmHg。

四、实验动物用药剂量的计算

实验动物的给药剂量一般按照单位体重给药量计算，不同种属间的等效剂量依体型特点不同而有明显的差别，一般来说小的动物单位体重的用药量比大的动物要大。通常按单位体表面积等剂量进行不同种属之间等效剂量的换算。目前用药物剂量的换算方法有按体表面积折算不同动物间等效剂量、按体型系数法计算等效剂量、用 ED_{50} 或 LD_{50} 和耐受量进行剂量估算等。

(一)标准动物等效剂量按体表面积比率换算

动物在体重接近标准体重时，可根据上述的表面积计算原理按表 1-2-4 体表面积比率换算简化计算。例如，人体重 70 kg，每日服药按生药量计为 60 g，查表 1-2-4，大鼠和人的体表面积比为 0.018，则大鼠用量为 60×0.018×5=5.4 g，即大鼠所用剂量为 5.4 g/kg。

表 1-2-4　人和动物间按体表面积折算的等效剂量比值

	小鼠 (20 g)	大鼠 (200 g)	豚鼠 (400 g)	家兔 (1.5 kg)	猫 (2.0 kg)	猴 (4.0 kg)	犬 (12 kg)	人 (70 kg)
小鼠(20 g)	1.0	7.0	12.25	27.8	29.7	64.1	124.2	387.9
大鼠(200 g)	0.14	1.0	1.74	3.9	4.2	9.2	17.8	56.0
豚鼠(400 g)	0.08	0.57	1.0	2.25	2.4	5.2	4.2	31.5
家兔(1.5 kg)	0.04	0.25	0.44	1.0	1.08	2.4	4.5	14.2
猫(2.0 kg)	0.03	0.23	0.41	0.92	1.0	2.2	4.1	13.0
猴(4.0 kg)	0.016	0.11	0.19	0.42	0.45	1.0	1.9	6.1
犬(12 kg)	0.008	0.06	0.10	0.22	0.23	0.52	1.0	3.1
人(70 kg)	0.0026	0.018	0.031	0.07	0.078	0.16	0.32	1.0

(二)按体表面积直接计算法

动物体表面积一般可根据动物体重和体型按 Meeh-Rubner 氏公式计算，即

$$A=R\times W^{2/3}$$

式中，A 为体表面积(m^2)，W 为体重(kg)，R 为体型系数。常用动物的 R 值见表 1-2-5。

表 1-2-5　常用动物的 R 值

动物种类	小鼠	大鼠	豚鼠	家兔	猫	猴	犬	人
R 值	0.059	0.09	0.099	0.093	0.082	0.111	0.104	0.1

例如，某利尿药大鼠灌胃给药时剂量为 200 mg/kg，试估算犬灌胃给药时可以试用的剂量。

实验大鼠体重按 200 g 计，其体表面积为

$$A=0.09\times0.2^{2/3}=0.0308(m^2)$$

200 mg/kg 的剂量如改以 mg/m^2 表示则为

$$200\times0.2/0.0308=1299(mg/m^2)$$

实验用犬按 10 kg 计，其体表面积为

$$A=0.104\times10^{2/3}=0.483(m^2)$$

于是犬的试用量为

$$1299\times0.483/10\approx63(mg/kg)$$

第三章　常用离体实验方法

离体实验是将要研究的某一组织或器官从动物体上分离出来，放置于适宜环境下观察其功能状态的一种实验方法。基本实验思路是制备离体标本，模拟在体状态以维持离体标本的正常功能（如给予氧气、生理溶液、适度的前负荷模拟收缩初长度和/或电刺激模拟神经冲动兴奋标本），借助换能器将生物自发或诱发信号转换成电信号，经由生物信号采集器采集并转化成数字信号呈现在显示器上，通过测量和分析施加药物前后观测指标的变化，以评估药物效应及进行药物作用机制研究等。下面介绍离体实验基本条件和常用的离体实验方法。

一、离体实验基本条件

（一）浴槽

不同实验选用不同种类的浴槽，但基本用途是用于安置标本、盛放生理溶液、通入氧气及提供施加药物干预的场所。麦氏浴槽增加辅助刺激电极安置的结构以及浴槽壁中空以通入循环恒温水以保持浴槽内标本处于适宜的恒温状态。

（二）生理溶液

生理溶液（physiological solution）是在进行离体器官或组织实验时，使标本尽可能处于近似在体环境，以保证其正常功能的一种盐类混合溶液。各种生理溶液都有其适用的对象，实验时应根据实验对象选择合适的生理溶液（附表 3）。

制备生理溶液时要注意：

1. 用新鲜的蒸馏水配制生理溶液，最好是重蒸水，蒸馏水储备过久，使用前需将蒸馏水煮沸一次，以促进 CO_2 的挥发逸出。

2. 生理溶液的 pH 一般要求在 7～7.8 之间，因为酸性生理溶液会扩张哺乳动物冠状动脉，松弛平滑肌，增加横纹肌张力；碱性生理溶液会收缩哺乳动物冠状动脉，增加平滑肌节律并减少其振幅。为了调节和稳定生理溶液的pH，常在生理溶液中加入缓冲液，如磷酸盐缓冲液或碳酸氢盐缓冲液。

3. 生理溶液中的葡萄糖能提供组织活动所需要的能量，但须临时加入溶液中，特别是气温较高时尤其应注意。

4. 生理溶液中的碳酸钠或磷酸二氢钠须充分稀释后，才可以加入已经溶解好的氯化钙（氯化钙要用无水氯化钙）中，边加边搅拌，以免产生混浊和沉淀。

5. 某些离体器官如离体子宫、兔心、乳头肌等，对氧气需求度高，所需生理溶液需用95% O_2与5% CO_2的混合气体饱和；离体肠管可用空气饱和生理溶液。

6. 含有碳酸氢钠或葡萄糖的生理溶液，应尽快使用，不宜储存过久。

（三）换能器

换能器（transducer）又称传感器，是一种能将机械能、化学能、声能、光能等非电能形式的能量转变为电能的装置。换能器种类很多，药理学中最常用的是张力换能器、压力换能器和呼吸换能器。

（四）生物信号采集系统

本书使用的生物信号采集系统为 RM6240BD 型多道生物信号采集处理系统（成都仪器厂），具体参数设置和使用详见各实验项目。

（五）前负荷与标本稳定

最适前负荷将产生最适肌张力。前负荷太大，标本不能产生收缩；前负荷太小，将导致基线不平稳。不同的标本稳定时间不同，如骨骼肌一般稳定 15～30 min，而血管平滑肌需平衡 1～2 h。

（六）电刺激

电刺激方法有直接刺激、透壁刺激和场刺激。

1. 直接刺激（direct stimulation）

电极直接刺激标本，如神经标本。

2. 透壁刺激（transmural stimulation）

电极一端放在小肠腔，另一端放在标本浴槽中，可在肠腔壁中建立电压梯度。该刺激必须电阻小，输出电流大。如研究肠壁神经网络功能，无法分离出神经节前纤维、节后纤维，无法对胆碱能神经进行刺激，可用透壁刺激。

3. 场刺激(field stimulation)

某些标本比较特殊,无法用直接刺激或透壁刺激,可在浴槽浴液中电极两端建立电场,进行场刺激。该刺激需用强电流,可用铂金电极,电极可以是线状或环状,标本置于两电极的电场中。场刺激必须考虑电场引起的浴液温度升高。宽 1 cm,长 5 cm,电压梯度 10 V/cm,浴液温度上升速度是 0.5 ℃/s。场刺激如果是刺激神经,温度上升因素可忽略,因刺激脉冲波宽很少大于 1 ms。

二、常用离体实验方法

(一)离体心脏灌流实验方法

【基本原理】

采用逆血流方向灌注 Kreb's-Henseleit(K-H)液的方法。离体动物心脏在恒温恒压条件下,将心脏套管插入主动脉根部,逆行灌流含氧的 K-H 液,此时主动脉瓣关闭,K-H 液经冠状动脉开口进入心脏冠脉循环并灌流心肌,灌流液经由左、右心房和心室从上下腔静脉、肺静脉断端流出,在单位时间内的流出量为冠脉流量(CBF),同时还可记录心肌收缩力。另外,从左室插水囊或气囊,通过张力换能器或者压力换能器测左室内压(LVP)、左室舒张末期压力(LVEDP)、左室内压变化速率(±dp/dt)及心率(HR)。

【实验方法】

取大鼠或兔麻醉后仰卧置于手术台上,迅速开胸暴露心脏,剪破心包膜,剪断上下腔静脉、肺动脉、主动脉(保留 1 cm 左右)及心脏周围组织,摘取的心脏立即放入用 95% O_2与 5% CO_2饱和的预冷 K-H 液的平皿内,轻轻挤压心脏,排空心脏内残留的血液,将主动脉固定于灌流装置中的心脏套管上(图 1-3-1),用 95% O_2与 5% CO_2饱和的温 K-H 液灌流,记录冠脉流量,测定流出液中有关指标,如乳酸脱氢酶(LDH)或肌酸磷酸激酶(CPK)。左心尖夹一蛙心夹,通过肌力换能器输入生物信号采集系统,记录心肌收缩力的变化。通过左心房插入尖端带有水囊或气囊的导管到左心室,向水囊或者气囊注入适量的水或者气,然后通过压力换能器输入生物信号采集处理系统,记录 LVP、LVEDP,最后将上述电信号输入微分放大器记录±dp/dt。另外,由心脏表面心电图(电极置右房和左心尖处)或 LVP 计算 HR。稳定 20～30 min 后,先记录一段正常指标,经心脏套管侧支管道注入药物或用含一定药物浓度的灌流液进行灌流，观察上述各指标的变化。

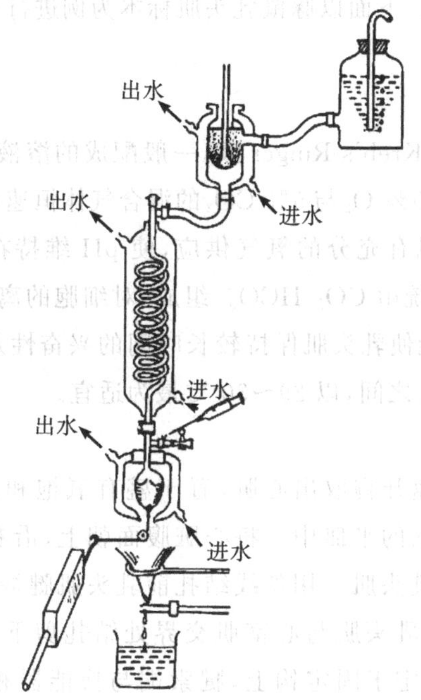

图 1-3-1　Langendorff 离体心脏灌流

【注意事项与评价】

1. 摘取心脏的动作要快且仔细，应排空心脏中的余血。

2. 向主动脉插入心脏套管时不宜过深，以防损伤主动脉瓣及堵塞冠状动脉入口。

3. 灌流液瓶的高度一般应距离心肌 60～80 cm，可按心脏大小进行适当调整，豚鼠和大鼠的药前冠脉流量以 5～8 mL/min 为宜。

4. 灌流液要保持足够 O_2 和 38 ℃的温度。

5. 实验动物可选用大鼠、豚鼠、兔或猫。本方法排除了神经和体液的控制，观察药物对心脏功能和冠脉流量影响，是筛选研究心血管药物最常用的方法之一。

（二）离体乳头肌实验方法

【基本原理】

乳头肌具有心肌的各种特性，同时还具有收缩方向一致性、在离体情况下不受心率因素干扰等特点。因此，离体乳头肌实验法在研究药物对心肌的直接作用，特别是对心肌收缩性能的直接影响以及心内膜对心功能的调控等研究工作中有重要地位。下面以豚鼠乳头肌标本为例进行介绍。

【实验方法】

1. 溶液配制

实验用灌流液为 Kreb's-Ringer 液，一般配成的溶液 pH 在 8.1～8.4 之间。实验过程中，将 95% O_2 与 5% CO_2 的混合气体恒速通入肌槽内或肌槽流入道中，以保证乳头肌有充分的氧气供应，使 pH 维持在 7.35～7.45 之间。灌流液的主要缓冲系统由 CO_2-HCO_3^- 组成，对细胞的离子成分影响最小，较接近生理情况，因而能使乳头肌保持较长时间的兴奋性及收缩性。肌槽温度一般维持在 27～34 ℃之间，以 29～30 ℃最为适宜。

2. 标本制备

豚鼠麻醉后，迅速开胸取出心脏，置于盛有氧饱和灌流液的烧杯内，洗净余血后，移至有供氧的平皿中。将心脏腹面朝上，沿右心室左缘将右心室剪开，充分暴露右室乳头肌。用丝线结扎前乳头肌腱端后剪下，轻轻提起腱索端，适当游离底部，乳头肌与心室肌交界处结扎剪下，迅速移入恒温肌槽内。将乳头肌底部固定于固定钩上，腱索端与换能器相连。制备过程中注意动作轻柔，避免过度牵拉乳头肌造成损伤。施加一定静息张力（50～100 mg）平衡标本。

3. 调整最适刺激电压和最适初长

标本平衡过程中，调整最适刺激电压和最适初长。刺激电压在一定范围内对收缩幅度有明显影响，尤在电场刺激下如此。调整最适刺激电压的方法是：测出阈电压，待收缩稳定后，逐渐增大电压，直至主动张力不再增加时定为最适电压。现在一般所用刺激电压为阈电压的 1.1 或 1.3 倍。肌肉的初长对收缩幅度也有明显的影响，测取最适初长的方法是：在最适电压下，从产生最小主动张力的肌肉初长开始，利用微调器，逐步增大初长至产生最大主动张力时的初长即为最适初长（L_{max}）（图 1-3-2）。调整好最适刺激电压和最适初长后，稳定 2 h，即可开始实验。整个实验过程应保持最适电压及最适初长恒定。

4. 测量指标

(1)收缩性能指标

心肌收缩产生的张力和缩短由心肌收缩性能和前、后负荷共同决定。因此，单由心肌收缩产生的张力大小和缩短程度来衡量药物对心肌收缩性能的

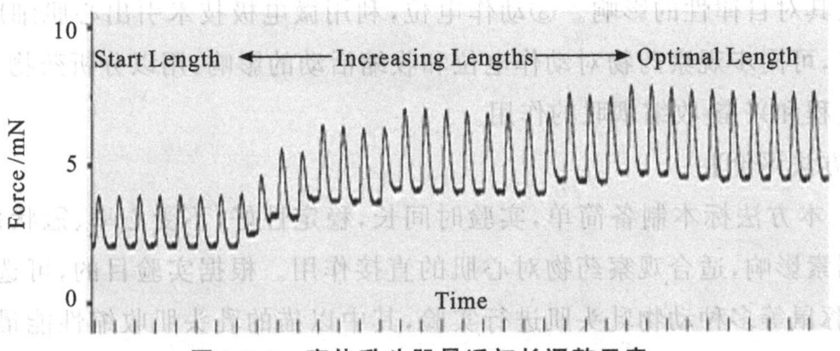

图 1-3-2　离体乳头肌最适初长调整示意

(图片引自：Frontiers in Physiology，2022，13：1-12)

影响是不够的，还需要引入直接或间接反映心肌纤维收缩程度缩短速度的一类指标。这类指标包括无负荷或有负荷时心肌纤维的缩短速度或张力发展速度(V_{max}、$\pm dT/dt_{max}$)，以及从刺激至产生峰张力或张力上升最大速度的间隔时间等。通常记录乳头肌等长收缩曲线和瞬时张力变化速率曲线。离体豚鼠乳头肌主动张力(PT)及张力微分(dT/dt)曲线见图 1-3-3。

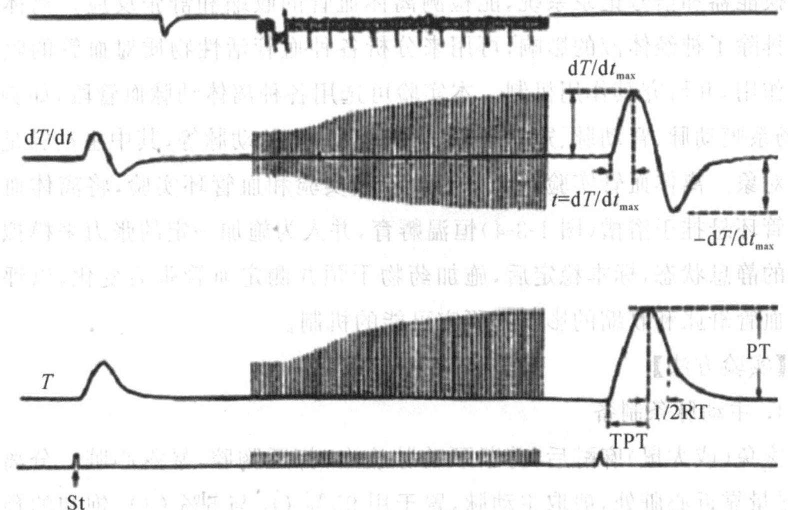

图 1-3-3　离体乳头肌主动张力(PT)及张力微分(dT/dt)曲线

(2)其他指标

乳头肌的测量指标还有：①兴奋性指标，可采用电兴奋阈、强度-时间曲线、时值表示兴奋性高低。②自律性，乳头肌一般缺乏内源性自律性，但可以被拟交感胺所诱发，成功率达 90%以上，因而可用于研究某些药物所致心律失常及其对自律性的影响。③动作电位，利用微电极技术引出心肌细胞内动作电位，可同步观察药物对动作电位和收缩活动的影响，用以分析药物对动作电位过程和兴奋-收缩耦联的作用。

【方法评价】

1. 本方法标本制备简单，实验时间长，稳定性好，不受心率、冠状血管舒缩等因素影响，适合观察药物对心肌的直接作用。根据实验目的，可选用猫、大鼠、豚鼠等多种动物乳头肌进行实验，其中以猫的乳头肌收缩性能最好，豚鼠乳头肌标本最常用(豚鼠右心室前乳头肌细长，标本变异小)。

2. 乳头肌几何形状简单，近似圆柱体，肌纤维呈线性排列，这使得测量分析心肌收缩性能的改变较完整心脏更简便。

(三)离体血管实验方法

【基本原理】

离体血管实验是体外检测血管张力的重要实验技术之一。血管壁内含环、纵和斜行平滑肌，肌纤维收缩或松弛时，离体血管的张力将发生变化，通过张力换能器和信号记录系统，能检测离体血管的收缩和舒张反应。离体血管实验排除了神经体液的影响，可用来分析各种血管活性物质对血管的收缩与舒张作用，并研究其作用机制。本实验可选用各种离体动脉血管段，如胸主动脉、肠系膜动脉、肾动脉、冠状动脉、大脑中动脉、肺动脉等，其中主动脉是常用研究对象。离体血管实验一般分为血管条实验和血管环实验，将离体血管条或血管环悬挂于浴槽(图 1-3-4)恒温孵育，并人为施加一定的张力来模拟血管在体的静息状态，标本稳定后，施加药物干预并测定血管张力变化，以评价药物对血管舒张和收缩的影响并研究可能的机制。

【实验方法】

1. 主动脉条制备

家兔(或大鼠)麻醉后，剪断颈动脉放血，打开胸腔，暴露心脏。分离主动脉，尽量靠近心脏处，剪取主动脉，置于用 95% O_2 与 5% CO_2 饱和的预冷的 Kreb's 液中。将血管周围结缔组织修剪干净后，小心地把血管套在细钢丝上，按图 1-3-5，从一端向另一端螺旋形剪成条状(宽幅为家兔 4 mm，大鼠 2～2.5 mm)，丝线结扎两道控制标本长度(长幅为家兔 3～4 cm，大鼠 2～3 cm)，两端剪断游离，制成主动脉条标本。标本的一端固定于浴槽中，另一端连在张力换能器上，浴槽内加入 Kreb's 液 10 mL，37 ℃恒温孵育，通以氧气，加前负荷(家兔 5～10 g，大鼠约 2 g)。稳定 2 h，每 15～20 min 换液 1 次。稳定后，

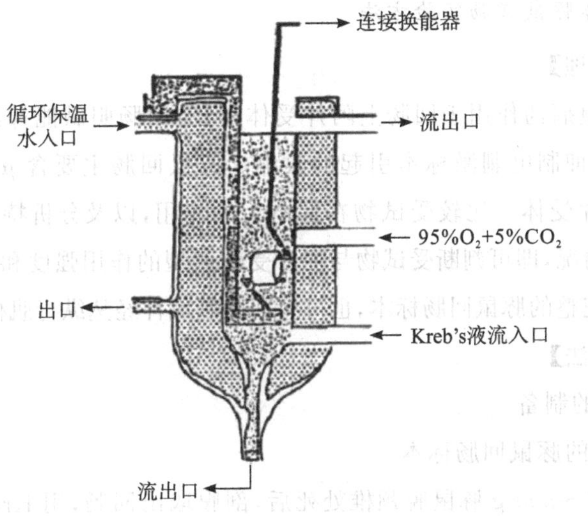

图 1-3-4 离体血管实验标本安装示意

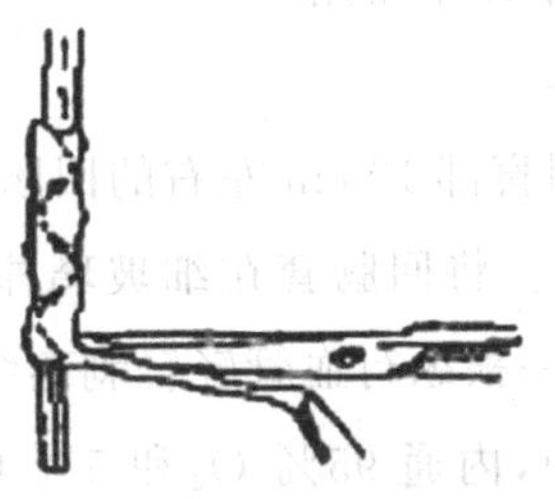

图 1-3-5 主动脉条的制备

开始药物干预实验。

2. 主动脉环制备

方法似主动脉条制备，将血管周围结缔组织修剪干净后，制成 3～4 mm 长的血管环标本，如图 1-3-4 安装标本，施加前负荷(家兔 4～6 g，大鼠1～2 g)，平衡 60 min，以 KCl(60 mmol/L)预收缩血管，冲洗 2～3 次后，重新平衡血管环，每 20 min 换液 1 次。当标本状态达到稳定，即连续 2 次重复操作所引起的收缩幅度差别小于 5%时，开始药物干预实验。

【注意事项与评价】

1. 血管标本切勿用手拿，应以镊子轻轻夹取；不能在空气中暴露过久，以免失去敏感性。

2. 在制备血管标本时，不要损伤血管内皮，尽量保持血管内皮的完整。

3. 必须用新鲜的蒸馏水配制 Kreb's 液。

(四)离体豚鼠回肠实验方法

【基本原理】

阿片类镇痛药作用于回肠上阿片受体,阻滞回肠胆碱能神经末梢释放乙酰胆碱,从而抑制电刺激标本引起的收缩。豚鼠回肠主要含 μ 阿片受体,也有部分 κ 阿片受体。比较受试物在标本上的作用,以及分析特异性拮抗药对它们的拮抗情况,即可判断受试物与阿片受体亚型的作用强度和作用性质。本实验可采用完整的豚鼠回肠标本,也可将回肠制成神经丛纵行肌标本进行实验。

【实验方法】

1. 标本的制备

(1)完整的豚鼠回肠标本

体重 250～300 g 豚鼠脱颈椎处死后,剖腹取出回肠,用 Kreb's 液洗去肠腔内容物,弃去近回盲部 10 cm 左右的回肠,其余回肠剪成长 4～5 cm 的肠段,放入盛有 Kreb's 液的平皿中备用。

(2)神经丛纵行肌标本

取豚鼠回肠,弃去近回盲部 10 cm 左右的回肠,剪成长约 8 cm 的肠段,放入盛有 Kreb's 液的平皿中。将回肠套在细玻璃棒上,玻璃棒固定在支架上,用湿润脱脂棉沿回肠壁的一根纵行血管轻轻剥离纵行肌。分离的纵行肌置于盛有 Kreb's 液的小浴槽中,内通 95% O_2 和 5% CO_2 的混合气体,保持恒温 (37±1) ℃。

2. 刺激参数

用波宽 1 ms 的单方波,负载电压 50 V 左右,频率 6 次/min。

3. 测定指标

激动药半数抑制剂量 IC_{50} 和拮抗药的 pA_2。

【注意事项与评价】

1. 与完整的豚鼠回肠标本比较,在神经丛纵行肌标本上受试物容易达到作用部位,也容易被洗脱,并且标本收缩比较整齐,因此近年来一般采用神经丛纵行肌标本。

2. 剥离纵行肌时,要注意神经丛的完整性,神经丛的损伤会影响标本的收缩。

3. 每次测定前,必须用已知浓度的标准药物(如去甲吗啡)进行对照,要求标本的敏感性在一定范围内,敏感性太高或太低的标本应舍弃。实验结束时，再用标准药检测，确定标本的敏感性基本不变。

4. 勿将受试物直接加到组织标本上，以免影响实验结果。

5. 在电刺激标本的初始 10～20 min 内，必须频繁替换浴槽内的 Kreb's 液，有效的冲洗可以增大标本收缩的高度。其后每隔 7 min 更换溶液一次。

(五)离体输精管实验方法

【基本原理】

药物作用于输精管上阿片受体，阻滞肾上腺素能神经末梢释放去甲肾上腺素，从而抑制电刺激标本引起的收缩。常见的输精管标本有小鼠、大鼠、金仓鼠以及兔输精管等。小鼠输精管主要含 δ 阿片受体，也有部分含 μ 和 κ 阿片受体；大鼠输精管被认为含有 ε 阿片受体；金仓鼠输精管含有 δ 阿片受体；兔输精管含单一的 κ 阿片受体。比较受试物在输精管标本上的作用，以及分析特异性拮抗药对它们的拮抗情况，即可判断受试物与阿片受体亚型的作用强度和作用性质。

【实验方法】

1. 标本制备

动物处死后，沿腹中线剖开腹腔，压迫睾丸进入腹腔，沿附睾处输精管由下向上分离，直至靠近前列腺处剪断。把输精管放入盛有 Kreb's 液的平皿中。细心除去附着的脂肪及血管，用小棉球轻轻地压出管内的精液。兔输精管剪半使用，其他动物的输精管取远端(近前列腺部分)四分之三制备标本。制备好的标本立即放入盛有 Kreb's 液并恒温的浴槽中，通入 95% O_2 及 5% CO_2 混合气体。

2. 刺激参数

小鼠输精管、大鼠输精管和金仓鼠输精管用间隔 200 ms 的 3～4 次短串方波，波宽 0.5～1 ms，负载电压 40 V 左右，频率 6 次/min。用于兔输精管的参数同豚鼠回肠。

【注意事项与评价】

1. 小鼠输精管含有丰富的 δ 阿片受体，且取材方便，是评价 δ 阿片受体激动药或拮抗药作用的常用标本。因为兔输精管含有单纯的 κ 阿片受体，所以是测定作用于 κ 阿片受体药物的常用标本。

2. 分离输精管时须将附着的脂肪及血管剥离干净，否则可能影响药物的作用。

3. 每次测定前都必须用已知浓度的标准药物(如去甲吗啡、[D-Ala^{2}，D-Leu^{5}]-脑啡肽或 U-50488H)进行对照，要求标本的敏感性在一定范围内，敏感性太高或太低的标本应舍弃。实验结束时，再用标准药检测，确定标本的敏感性基本不变。

4. 勿将受试物直接加到组织标本上，以免影响实验结果。

5. 放入浴槽的标本，在初始的 10～20 min 内必须勤换 Kreb's 液，有效的冲洗可以增大标本收缩的高度。其后每间隔 7～15 min 更换溶液一次。

（六）离体骨骼肌实验方法

【基本原理】

骨骼肌标本分布 N_M 受体，可用于研究受试物对骨骼肌的影响及其机制。

【实验方法】

1. 蛙腹直肌标本制备

蛙用探针破坏脑和脊髓后，仰卧位固定于蛙板上，剪开皮肤，暴露腹部，腹白线两侧可见两条腹直肌，分离并制备腹直肌，具体方法详见实验六。

2. 大鼠膈神经-膈肌标本制备

处死大鼠，沿胸骨右侧打开胸腔，然后剪去右胸的前壁。保留胸骨后纵隔结构，刚好在横膈膜正面以上插入切开。有时膈神经与胸骨连在一起，必须注意以免损伤。剪去胸壁正面部分可见膈神经。在肋骨会聚到平行于肌纤维的膈肌的腱部分而位于膈神经进入膈膜之点左右各 3 mm 处进行两道切割。切下肌条在肌腱部分以上带有 2.5 cm 的膈神经，腱末端 3 mm 宽，肋骨边 1.2 mm 宽。用一根线缚住肌腱部分，而另一根连到切断段，通过连接膈肌的线可提起该标本。标本放到恒温浴槽中。肌肉端的线与张力换能头相连，神经轻轻放在电极上。浴槽含 Kreb's 液，通入 95% O_2 和 5% CO_2 混合气体，温度为 37 ℃。神经用 0.5 ms 时限的方波刺激，每分钟 12 次。

【注意事项与评价】

标本制作时，注意不要过度牵拉。

第四章　药理学实验中常见参数的计算与统计

一、常见参数

(一)半数致死量(LD_{50})

LD_{50}是以动物的生存或死亡为指标的质反应数据，这种质反应一般有以下特点：①致死剂量的对数值与动物死亡率之间为常态累积曲线关系，可用二项式定理进行数学论证；②剂量对数值与动物死亡率之间为S形曲线；③剂量对数值与概率之间为直线关系。

计算LD_{50}的方法有许多种，其中加权概率单位法(Bliss法)最精确、严谨，成为标准的LD_{50}计算方法。它的特点是每组剂量可以是任意比例，每组的动物数也可以不相同。适用于按各种方法设计的实验数据的计算，还能算出相关的信息，如LD_{10}、LD_{50}、LD_{95}及其标准误和可信限。本法也用于药效实验求ED_{50}。计算机软件的应用，使计算过程快速、简单和方便。

计算方法：按计算LD_{50}软件要求，在相应表格填入剂量及相应实验动物数和动物死亡数。计算结果可得到一加权回归方程和LD_{10}、LD_{50}、LD_{95}以及它们的95%可信限。

(二)药代动力学参数

用计算机处理C-t数据，计算药代动力学参数。进行C-t曲线的拟合，提出C-t曲线的数学表达式，并给出有关参数，一般给出以下药代动力学参数：

静脉给药：C_0、$t_{1/2\alpha}$、$t_{1/2\beta}$、K_{10}、K_{12}、K_{21}、V_d、CL、AUC。

血管外给药：K_α、$t_{1/2\alpha}$、$t_{1/2\beta}$、CL、K_{10}、K_{12}、K_{21}、C_{max}、T_{max}、AUC。

(三)亲和力指数(pD_2)和拮抗指数(pA_2)

亲和力指数(pD_2)是50%受体被药物占据所需药物摩尔浓度(ED_{50})的负对数值；拮抗指数(pA_2)反映了拮抗药与受体的亲和力，是激动药的量效关系曲线往高剂量方向平行移动2倍所需的竞争性拮抗药的摩尔浓度负对数值。

二、参数计算与统计方法

(一)直线回归

两个相关变量间,有时存在着一个变量依赖于另一个变量的单向、从属的关系。求出描述这两个变量之间关系的表达式——回归方程,并且根据这个方程从一个变量的变异估测另一个变量的变异,这就是回归分析。研究两个变量间的回归关系,有线性回归和非线性回归两种。当两个变量间存在直线回归关系时,其数据在坐标上的点式图趋近一条直线,因此可用直线方程来表示,即线性回归。

将自变量 x 与因变量 y 值的各点绘制点图,观察各点的分布趋势,先做相关分析,相关显著后再求回归方程。可用科学型计算器或计算机软件计算,得到直线回归方程的通式 $y=a+bx$,b 为回归系数(即直线的斜率),还可得到相关系数 r,$|r|$ 在 0~1 间。从回归方程可以估算任一自变量对应的因变量,反之亦然。

直线回归计算至少要 3 个点;回归方程一般仅适用于自变量 x 观察数据的范围,而不能随意外推。

(二)t 检验

t 检验(one-sample t test)可用于两组均数、LD_{50}、ED_{50}、回归系数(b),以及前后对比或配对对比的显著性检验。根据两组的基本参数算出 t 值,t 值越大,表示统计学意义越大。查 t 值表(附表 6)中列出的 $t_{0.05}$ 及 $t_{0.01}$,就可以判断 P 的大小,得 $P>0.05$、$P<0.05$ 或 $P<0.01$ 的统计结论。

t 检验的前提:要求数据基本符合正态分布,且两组方差大致相齐,否则不宜采用 t 检验。

应用软件计算可选用专门的统计软件,也可用 Microsoft Excel 软件统计方法中的 t 检验,进行两组或多组均数的显著检验,计算结果列出梯形表加以说明,不必查表,直接显示 P 值大小,给出统计学意义的判断结果。

(三)方差分析

方差分析(analysis of variance,ANOVA)可用于多个样本均数的比较。方差分析适用条件:①各样本是相互独立的随机样本。②各样本均来自正态总体。③各样本的总体方差相等,包括完全随机设计资料的方差分析、随机区组资料的方差分析、其他设计资料的方差分析。

三、常用统计软件

(一)Excel 电子表格

Excel 电子表格是微软公司推出的 Office 系列办公软件中的一个组件，可以用来制作电子表格，完成许多复杂的数据运算，进行数据的分析和预测并且具有强大的制作图表功能。Excel 可以进行数据统计分析，其公式、图形等具有即改即可见的特点，而且 Excel 是中文界面，无需编程，但是运算速度较慢，其中的统计方法也不完全。

(二)SPSS

SPSS(statistical package for the social sciences)即“社会科学统计软件包”。SPSS 的基本功能包括数据管理、统计分析、图表分析、输出管理等。SPSS 最突出的特点就是操作界面极为友好，输出结果美观漂亮，可以使用 Windows 的窗口方式展示各种管理和分析数据方法的功能，使用对话框展示出各种功能选择项。只要掌握一定的 Windows 操作技能和统计分析原理，就可以使用该软件为特定的科研工作服务。

(三)GraphPad Prism

GraphPad Prism 是一款专为科学研究和医学领域设计的专业绘图与分析软件，它集生物统计、曲线拟合与高质量科学绘图于一体，可直接输入原始数据，自动进行基本的生物统计，同时产生高质量的科学图表。

第二篇 实验部分一

实验一 磺胺嘧啶钠的时量曲线及药代动力学参数测定

【实验目的】

1. 掌握时量曲线和相关药代动力学参数的测定及计算方法。
2. 熟悉磺胺类药物浓度测定的方法。
3. 了解药代动力学参数的临床意义。

【实验原理】

磺胺类药物在酸性溶液中，可使苯环上的氨基（$-NH_2$）离子化生成铵类化合物（$-NH_3^+$），进而与亚硝酸钠起重氮反应，产生重氮盐（$-N=N^+-$）。此重氮盐在碱性溶液中与酚类化合物（如麝香草酚）起偶联反应，生成橙红色的偶氮化合物。显色原理如下：

$$\text{磺胺类药物}+NaNO_2 \xrightarrow{\text{三氯乙酸}} \text{重氮盐} \xrightarrow[NaOH]{\text{麝香草酚}} \text{偶氮染料（橙红色）}$$

偶氮染料的显色深浅与磺胺的浓度有关。可用分光光度计测出其光密度（optical density，OD），通过与标准品 OD 值的比较，推算出血浆中磺胺类药物的浓度。计算公式如下：

$$C(mg\%)=\frac{\text{标准管浓度}(mg\%)}{\text{标准管 OD 值}}\times(\text{给药后测定管 OD 值}-\text{给药前空白管 OD 值})$$

【实验材料】

1. 动物

家兔 1 只，雌雄均可，体重约 2 kg。

2. 药品与试剂

肝素注射液（6250 U/mL），20%磺胺嘧啶钠（SD-Na，图 2-1-1）注射液，

5%三氯乙酸，0.5%亚硝酸钠，0.5%麝香草酚钠。

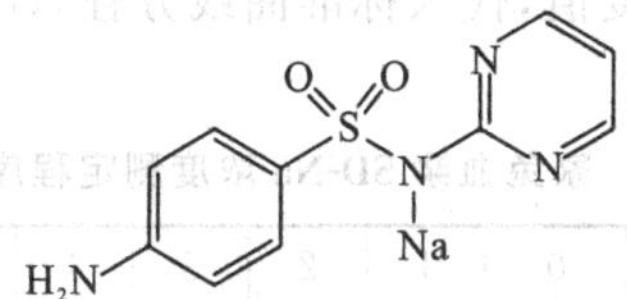

图 2-1-1　磺胺嘧啶钠化学结构(芳伯氨基)

3. 器材

计算机，分光光度计，涡旋振荡器，移液枪，滤纸，试管架，计时器，滴管，玻璃漏斗，半对数坐标纸，试管，EP 管，一次性无菌注射器，无菌棉球，手术刀片。

【实验方法】

1. 操作步骤

(1)取健康家兔 1 只，称体重，耳缘静脉注射肝素 0.5 mL/kg(3125 U/kg)。

(2)切开耳中央动脉(图 2-1-2)，取血 0.5～0.6 mL 注入 EP 管，作为空白对照。

(3)从耳缘静脉快速推注 20% SD-Na 2 mL/kg(0.4 g/kg)。

(4)在给药后 1、3、5、10、15、30、60、120、180 min，分别从家兔耳中央动脉取血 0.5～0.6 mL 注入 EP 管，按表 2-1-1 顺序进行处理，完成显色反应，用分光光度计进行比色，测定各管光密度，计算血浆 SD-Na 浓度。

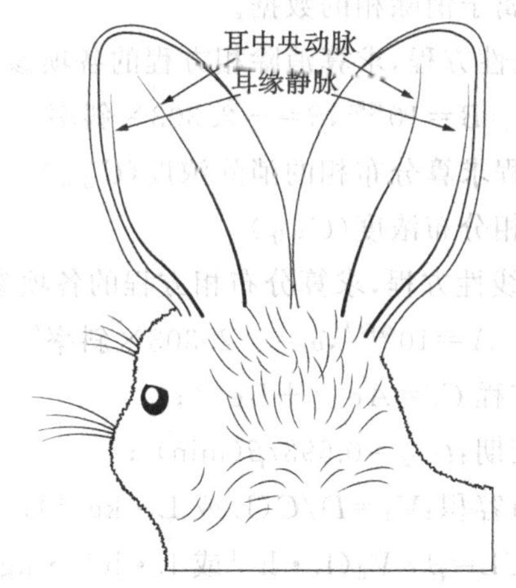

图 2-1-2　家兔耳缘静脉、耳中央动脉示意

2. 结果处理

（1）测得各管的光密度值，代入标准曲线方程，计算相应的血药浓度，将结果填入表 2-1-1。

表 2-1-1　家兔血浆 SD-Na 浓度测定程序及结果

管　号	0	1	2	3	4	5	6	7	8	9
实际取血时间/min	给药前									
5%三氯乙酸/mL	7.8	7.8	7.8	7.8	7.8	7.8	7.8	7.8	7.8	7.8
兔血/mL	0.2	0.2	0.2	0.2	0.2	0.2	0.2	0.2	0.2	0.2
立即置于涡旋振荡器上振荡混匀，过滤，准确吸取滤液										
滤液/mL	4.5	4.5	4.5	4.5	4.5	4.5	4.5	4.5	4.5	4.5
0.5%亚硝酸钠/mL	0.5	0.5	0.5	0.5	0.5	0.5	0.5	0.5	0.5	0.5
0.5%麝香草酚钠/mL	1.0	1.0	1.0	1.0	1.0	1.0	1.0	1.0	1.0	1.0
振荡，以 0 管为对照管比色（λ＝510 nm）										
$OD_{510\ nm}$										
浓度 mg%										

（2）作 SD-Na 一次静脉注射的时量曲线（用半对数坐标纸绘制），判断房室代谢模型。

（3）用 Microsoft Excel 软件计算各项参数，并写出二项式方程：

①以 $\lg C$ 为纵坐标，t 为横坐标，制作时量曲线图，判断房室模型。

②通过拐点判断属于消除相的数据。

③根据 $\lg C_{消}$-t 线性方程，求算消除相方程的各项参数：

$$B=10^{截距},\beta=-2.303\times 斜率$$

④通过消除相方程求算分布相的消除浓度（$C_{分消}$）。

⑤残数法求分布相分布浓度（$C_{分分}$）。

⑥根据 $\lg C_{分分}$-t 线性方程，求算分布相方程的各项参数：

$$A=10^{截距'},\alpha=-2.303\times 斜率'$$

⑦综上：二项式方程 $C_t=A\mathrm{e}^{-\alpha t}+B\mathrm{e}^{-\beta t}$；

消除半衰期：$t_{1/2\beta}=0.693/\beta$(min)；

表观分布容积：$V_d=D/C$（L 或 $L\cdot kg^{-1}$）；

清除率：$CL=\beta\times V_d$（$L\cdot h^{-1}$ 或 $L\cdot h^{-1}\cdot kg^{-1}$）。

3. 注意事项

（1）取血的时间点应以实际取得血样的时间为准。

（2）每次取血前应擦净残血。

（3）待所有样品收集齐后，同时显色、比色。

附一　标准曲线的制作

1. 用20% SD-Na原药配制成0 mg/100 mL、5 mg/100 mL、10 mg/100 mL、20 mg/100 mL、40 mg/100 mL、80 mg/100 mL、160 mg/100 mL 7个浓度。

2. 按表2-1-1血浆SD-Na浓度测定程序，用上述已知浓度的药液代替兔血，按同样方法测光密度值($OD_{510\ nm}$)，分别为0、0.037、0.103、0.273、0.530、1.068和2.210。

3. 把相应的药物浓度与光密度值用Microsoft Excel软件以直线回归法计算，得到一直线方程，即为标准曲线(图2-1-3)。

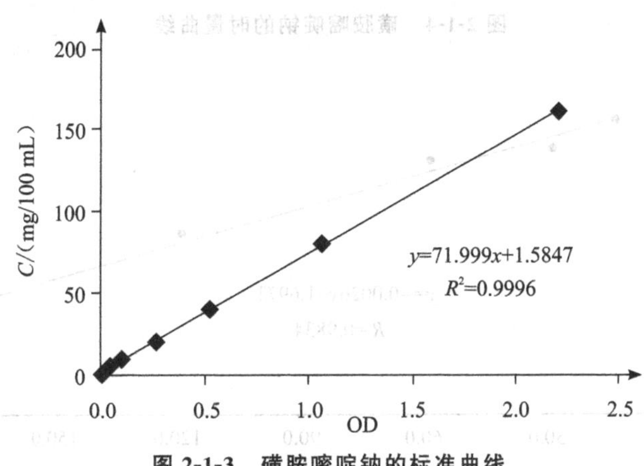

图2-1-3　磺胺嘧啶钠的标准曲线

附二　Microsoft Excel计算结果(示例)

见表2-1-2及图2-1-4至图2-1-6。

表2-1-2　磺胺嘧啶钠的药代动力学参数测定数据

T/min	OD	$C_{测}$	$\lg C_{测}$	$\lg C_{分消}$	$C_{分消}$	$C_{分分}$	$\lg C_{分分}$
1	1.996	145.3	2.16	1.69	49.51	95.78	1.98
3	1.253	91.8	1.96	1.69	48.92	42.88	1.63
5	0.904	66.7	1.82	1.68	48.34	18.33	1.26
10	0.715	53.1	1.72	1.67	46.91	6.15	0.79
15	0.607	45.3	1.66				
30	0.520	39.0	1.59				
60	0.490	36.9	1.57				
120	0.329	25.3	1.40				
180	0.202	16.1	1.21				

注：判断15 min为拐点；分消，分布相中的药物消除量；分分，分布相中的药物分布量。

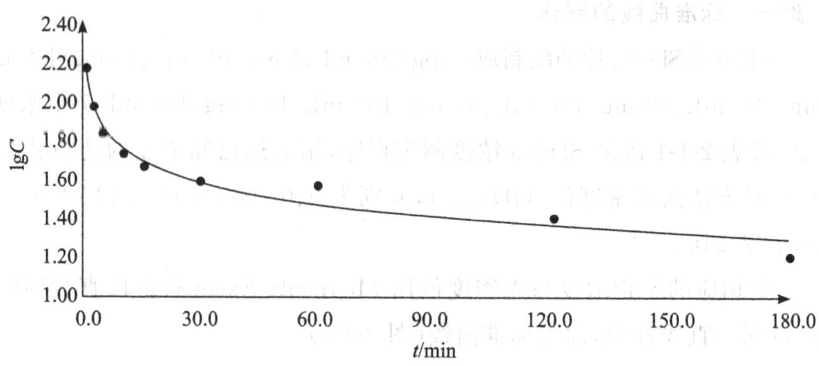

图 2-1-4 磺胺嘧啶钠的时量曲线

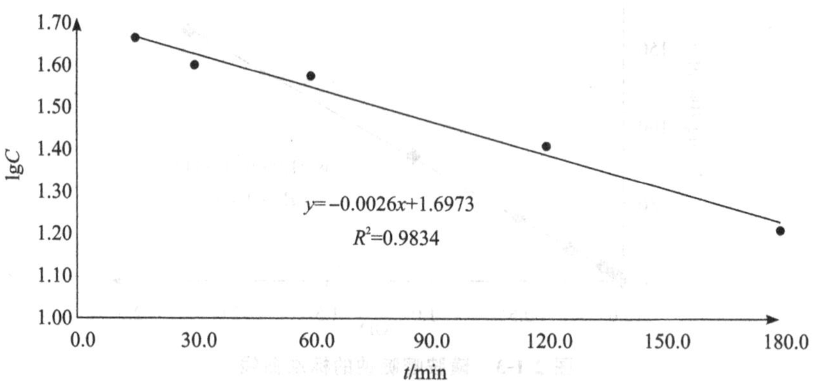

图 2-1-5 磺胺嘧啶钠的消除相时量曲线及直线方程

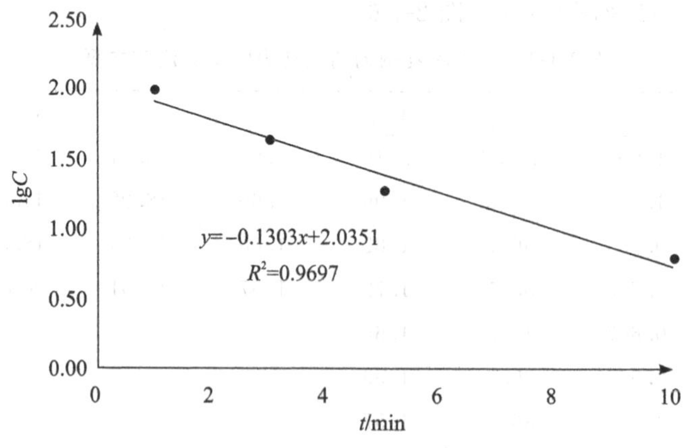

图 2-1-6 磺胺嘧啶钠的分布相时量曲线及直线方程

由图 2-1-5 可得 $\beta=-0.0026\times(-2.303)=0.006$，$B=10^{1.6973}=49.81$。

由图 2-1-6 可得 $\alpha=-0.1303\times(-2.303)=0.30$，$A=10^{2.0351}=108.42$。

磺胺嘧啶钠的二项式方程为 $C_t=108.42e^{-0.30t}+49.81e^{-0.006t}$。

【思考题】

1. 何谓消除半衰期？它有何临床意义？

2. 何谓一级消除动力学？按一级消除动力学消除的药物，其半衰期的长短与哪些因素有关？

实验二　药物对肝药酶的诱导作用

【实验目的】

1. 了解实验动物肝药酶的诱导方法，学会观察与判断小鼠的翻正反射。

2. 理解和识记肝药酶的概念及肝药酶在药物相互作用中的意义。

3. 掌握肝药酶活性的测定方法及意义，学会以戊巴比妥钠催眠时间、肝脏重量等指标比较药酶诱导组和正常对照组小鼠的差异，学会剥离小鼠肝脏与胆囊的操作技能及肝脏指数的计算。

【实验原理】

苯巴比妥钠可诱导肝药酶合成，使某些药物如戊巴比妥钠在肝微粒体的代谢加速，药物浓度降低，药效减弱，持效时间缩短。同时因肝脏的合成代谢旺盛，出现肝血流量增多，内质网增生，蛋白质含量增加，并表现为肝脏重量增加。

【实验材料】

1. 动物

小鼠 18～22 g。

2. 药品

生理盐水，0.75%苯巴比妥钠，0.4%戊巴比妥钠。

3. 器材

注射器(1 mL)，镊子，粗剪刀，眼科剪刀，电子天平，滤纸。

【实验方法】

1. 药酶诱导

取 4 只小鼠，随机分为甲、乙两组。甲组为诱导组，腹腔注射 0.75%苯巴比妥钠 0.1 mL/10 g(75 mg/kg)，每日 1 次，共 6 日；乙组为对照组，腹腔注射等体积生理盐水。第 6 日晚禁食。

2. 戊巴比妥钠的催眠作用比较

于第 7 天，两组小鼠分别编号、称重，腹腔注射 0.4%戊巴比妥钠 0.1 mL/10 g(40 mg/kg)，记录各小鼠注射时间及翻正反射消失(小鼠置仰卧位，30 s 内不翻正判定为翻正反射消失)和恢复时间，记入表 2-2-1 中，观察睡眠深度。计算睡眠潜伏期和睡眠维持时间，记入表 2-2-2 中。

表 2-2-1　实验原始数据记录

组别	鼠号	体重/g	时间			睡眠深度	肝重/g
			注射	入睡	苏醒		
甲	1						
	2						
乙	3						
	4						

表 2-2-2　苯巴比妥钠对小鼠肝药酶的诱导作用($\bar{X}\pm SD$)

鼠号	睡眠潜伏期/min		睡眠维持时间/min		肝重/体重	
	对照组	诱导组	对照组	诱导组	对照组	诱导组
1						
2						
3						
4						
5						
6						
7						
8						
9						
10						
11						
12						

3. 肝重比较

将未睡(注射戊巴比妥钠后 30 min 内不入睡)或已苏醒(或未醒但睡眠持续 40 min 以上)的小鼠处死，剖腹取出肝脏，去除胆囊，用滤纸吸干后称重，计算其占体重的百分率，记入表 2-2-2 中，全室结果进行 t 检验，以判断肝重差别的显著性。

【注意事项】

1. 认真辨别小鼠的入睡状态和苏醒状态。

2. 小鼠置仰卧位，30 s 内不翻正判定为翻正反射消失。

【思考题】

1. 何谓药物代谢酶诱导剂和药物代谢酶抑制剂？

2. 药物代谢酶被诱导后，对药物药效有何影响？

实验三　具有镇痛作用药物的辨别(设计实验)

【实验目的】

1. 根据具有镇痛作用药物的特点,通过合理的实验设计,判断药物的类别。
2. 掌握用热板法、电刺激法和扭体法测定药物的镇痛作用。
3. 观察哌替啶及赖氨匹林的镇痛作用。

【实验原理】

疼痛是临床的常见症状,是一种因实际或潜在的组织损伤而引起的痛苦感觉。疼痛除了由于伤害性刺激所引起的情绪反应外,还往往表现出自主神经反应、躯体防御反应和心理情感及行为反应等。痛觉不仅具有较大的个体差异,而且同一个体在不同条件下的痛觉也不同。痛觉的观察指标容易受主观因素的影响,目前常用一种衡量痛觉敏感性的指标即痛觉阈值(简称痛阈值)客观地对痛觉做出描述。

镇痛药及麻醉药、解热镇痛抗炎药等是目前临床上常用的具有镇痛作用的药物,可通过提高痛阈值达到镇痛的目的。譬如,哌替啶属于人工合成镇痛药,它通过与不同脑区的 μ_1 和 μ_2 型阿片受体结合,模拟内源性阿片肽的作用,抑制 P 物质的释放,干扰痛觉冲动传入中枢而发挥镇痛作用。赖氨匹林是阿司匹林(aspirin,乙酰水杨酸)和赖氨酸的复盐,属于解热镇痛抗炎药。它在人体内可以分解为赖氨酸和阿司匹林,阿司匹林通过抑制环加氧酶(cyclooxygenase,COX)使前列腺素(prostaglandins,PGs)合成减少发挥解热镇痛、抗炎等作用。

疼痛实验模型的制作常用的方法有热刺激、化学刺激、机械刺激以及电刺激等。

一、热板法

【实验材料】

1. 动物

小鼠,雌性,体重 18～22 g。

2. 药品

0.25%盐酸哌替啶溶液，1.2%赖氨匹林，生理盐水，A、B、C 药（分别为哌替啶、赖氨匹林和生理盐水中的任意一种）。

3. 器材

鼠笼，电子天平，智能热板仪，注射器(1 mL)。

【实验方法】

1. 测定基础痛阈值

调节温度至(55±0.5)℃。将小鼠放入智能热板仪的热板盒内，密切观察小鼠反应，以舔后足为痛觉指标。记录痛阈时间值（从小鼠放入热板盒到出现舔后足）。

2. 分组给药

取基础痛阈值 10～30 s 小鼠 4 只，称重标记。1～3 号小鼠分别按照 0.2 mL/10 g 分别腹腔注射 A、B、C 药。4 号小鼠腹腔注射生理盐水 0.2 mL/10 g 作为阴性对照。

3. 测定给药后痛阈

4 只小鼠于给药后 30 min 再次测定痛阈。如超过 60 s 仍无反应者，其痛阈值按 60 s 计算。

【实验结果】

1. 实验结果记录于表 2-3-1 中。

表 2-3-1　热板法观察药物对小鼠痛阈的影响

组别	鼠号	体重/g	基础痛阈值/s	给药后痛阈值/s	痛阈提高百分率/%
受试药 A	1				
	2				
	3				
	4				
	5				
	6				
受试药 B	1				
	2				
	3				
	4				
	5				
	6				

续表

组别	鼠号	体重/g	基础痛阈值/s	给药后痛阈值/s	痛阈提高百分率/%
受试药C	1				
	2				
	3				
	4				
	5				
	6				
生理盐水	1				
	2				
	3				
	4				
	5				
	6				

2. 计算各组小鼠的痛阈提高百分率。

$$痛阈提高百分率=\frac{给药后痛阈(s)-给药前痛阈(s)}{给药前痛阈(s)}\times 100\%$$

3. 判断A、B、C 3种受试药物的可能种类。

【注意事项】

1. 本实验应选用雌性小鼠,雄性小鼠遇热时阴囊下垂,与热板接触影响实验结果。

2. 正常痛阈≥30 s,≤10 s以及喜跳跃的小鼠均应弃用。

二、电刺激法

【实验材料】

1. 动物

小鼠,雌性,体重18~22 g。

2. 药品

0.25%盐酸哌替啶溶液,1.2%赖氨匹林,生理盐水,A、B、C药(分别为哌替啶、赖氨匹林和生理盐水中的任意一种)。

3. 器材

鼠笼,电子天平,交流电刺激仪,注射器(1 mL),鼠筒。

【实验方法】

1. 测定基础痛阈值

将小鼠装入鼠筒并使其尾巴露出，将交流电刺激仪“刺激方式”调至“单刺激”，“刺激时间”置于 0.3 s，输出端的两个鳄鱼夹用生理盐水润湿，然后分别夹住小鼠尾巴近心端和远心端（图 2-3-1），调整电压旋钮至 1～7 V。开通电源，待小鼠发出尖叫声，即停止刺激，此时的电压值即小鼠的基础痛阈（基础痛阈>7 V者弃用）。

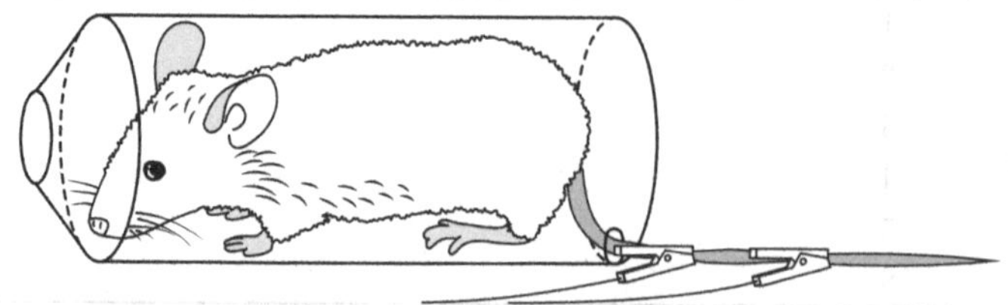

图 2-3-1 电刺激仪鳄鱼夹夹持小鼠尾部位置示意

2. 分组给药

取基础痛阈 1～7 V 小鼠 4 只，称重标记。1～3 号小鼠按照 0.2 mL/10 g 分别腹腔注射 A、B、C 药。4 号小鼠腹腔注射生理盐水 0.2 mL/10 g 作为阴性对照。

3. 测定给药后痛阈

4 只小鼠于给药后 30 min 再次测定痛阈。如超过 30 V 仍无反应者，其痛阈按 30 V 计算。

【实验结果】

1. 填写原始记录于表 2-3-2 中。

表 2-3-2 电刺激法观察药物对小鼠痛阈的影响

组别	鼠号	体重/g	基础痛阈值/V	给药后痛阈值/V	痛阈提高百分率/%
受试药 A	1				
	2				
	3				
	4				
	5				
	6				

续表

组别	鼠号	体重/g	基础痛阈值/V	给药后痛阈值/V	痛阈提高百分率/%
受试药 B	1				
	2				
	3				
	4				
	5				
	6				
受试药 C	1				
	2				
	3				
	4				
	5				
	6				
生理盐水	1				
	2				
	3				
	4				
	5				
	6				

2. 计算痛阈提高百分率。

$$痛阈提高百分率=\frac{给药后痛阈(V)-给药前痛阈(V)}{给药前痛阈(V)}\times 100\%$$

3. 判断 A、B、C 3 种受试药物的可能种类。

【注意事项】

1. 电刺激法个体差异大,应筛选实验动物,对基础痛阈>7 V 者剔除不用。
2. 输出端的两个鳄鱼夹不能对接,以防短路损坏电刺激仪。

三、化学刺激法

【实验材料】

1. 动物

小鼠,雄雌均可,体重 18～22 g。

2. 药品

新鲜配制的 1.0%醋酸溶液,0.25%盐酸哌替啶溶液,1.2%赖氨匹林,生理盐水。A 药、B 药、C 药(分别为哌替啶、赖氨匹林和生理盐水中的任意一种)。

3. 器材

鼠笼,电子天平,注射器(1 mL),玻璃缸。

【实验方法】

1. 分组给药

取小鼠 4 只，称重标记。1～3 号小鼠分别按照 0.2 mL/10 g 腹腔注射 A、B、C 药。4 号小鼠腹腔注射生理盐水 0.2 mL/10 g 作为阴性对照。

2. 注射醋酸

4 只小鼠于给药后 30 min，分别腹腔注射 1.0%醋酸溶液 0.2 mL/只。

3. 观察扭体反应

观察并记录 15 min 内出现扭体反应的次数。扭体反应的表现为腹部收缩、躯体扭曲、后肢伸展及蠕行等。

【实验结果】

1. 填写原始记录于表 2-3-3 中。

表 2-3-3　化学刺激法观察药物对小鼠痛阈的影响

组别	鼠号	体重/g	扭体数量/次	镇痛率/%
受试药 A	1			
	2			
	3			
	4			
	5			
	6			
受试药 B	1			
	2			
	3			
	4			
	5			
	6			
受试药 C	1			
	2			
	3			
	4			
	5			
	6			
生理盐水	1			
	2			
	3			
	4			
	5			
	6			

2. 计算药物镇痛百分率,并对扭体次数进行统计学检验。

$$镇痛率=\frac{对照组扭体次数-给药组扭体次数}{对照组扭体次数}\times 100\%$$

3. 判断 A、B、C 3 种受试药物的可能种类。

【注意事项】

1. 1.0%醋酸溶液必须临用前新配制,并注意瓶盖的密封。存放过久或使用过程中未及时盖紧瓶盖,会使其作用减弱。

2. 室温以 20 ℃为宜,小鼠体重不宜过轻,否则扭体反应出现率低。

3. 药物镇痛百分率大于 50%时,通常才认为有镇痛效力。

【思考题】

1. 根据实验结果探讨哌替啶和赖氨匹林的药理作用及作用机制的区别。

2. 热板法、电刺激法和化学刺激法致痛模型的区别是什么?

实验四 药物的抗惊厥作用

【实验目的】

1. 理解与识记苯妥英钠抗惊厥的药理作用及作用原理。

2. 熟悉小鼠急性癫痫模型的评价方法。

3. 掌握以最大电休克模型筛选抗癫痫药物的实验方法。

【实验原理】

急性癫痫模型常为单次处理即可诱发癫痫的一次急性发作模型，包括最大电休克模型(maximal electroshock model，MES model)和戊四氮癫痫模型(pentylenetetrazol model，PTZ model)等。MES 模型是使用最多的模型之一，常用于模拟人类的强直-阵挛癫痫大发作，经典的抗癫痫药物苯妥英钠(phenytoin sodium)就是通过 MES 模型被发现的。MES 癫痫模型制备方法简单，筛选抗癫痫化合物的效率较高，是初次筛选抗癫痫药物的金标准。

苯妥英钠是常用的抗癫痫药，能选择性抑制大脑皮质运动区，稳定神经细胞膜电位，阻止癫痫病灶部位的高频异常放电及电位活动向周围正常脑组织扩散。

【实验材料】

1. 动物

小鼠(18～22 g)。

2. 药品

0.5%苯妥英钠，生理盐水。

3. 器材

交流电刺激仪，注射器(1 mL)。

【实验方法】

1. 测定基础电惊厥阈：将交流电刺激仪“刺激方式”调至“单刺激”，刺激时间置于 0.3 s，输出端的两个鳄鱼夹用生理盐水润湿，然后分别夹住小鼠的两耳及下唇(图 2-4-1)，调整电压旋钮至 15～40 V，开通电源，观察小鼠是否出现惊厥(小鼠发生惊厥的表现是前肢屈曲，后肢僵直、阵挛，以后肢僵直作为电惊厥的指标)，记下电惊厥阈(刺激电压值超过 40 V 仍不出现惊厥者弃用)。

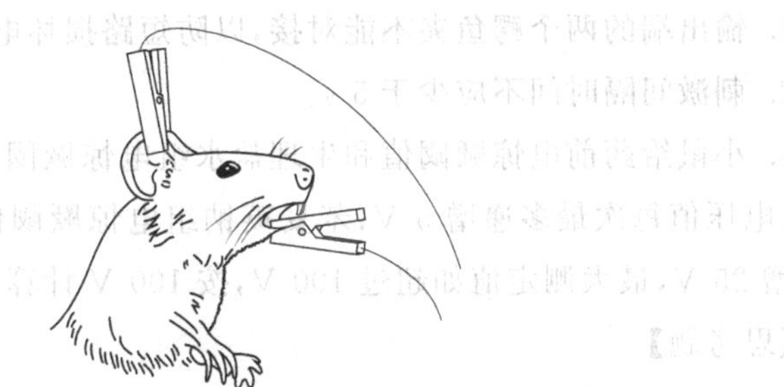

图 2-4-1　电刺激仪鳄鱼夹夹持小鼠两耳及下唇示意

2. 取电惊厥阈值 15～40 V 小鼠 2 只，称重标记。苯妥英钠组小鼠腹腔注射 0.25%苯妥英钠 0.2 mL/10 g，生理盐水组小鼠腹腔注射生理盐水 0.2 mL/10 g 作为对照。

3. 给药后 3 min、15 min 和 30 min，再用各鼠原惊厥阈值给予刺激，观察是否出现惊厥，若无惊厥反应，每次加减电压 25 V，直至 100 V，记录各组小鼠电惊厥阈值。

【实验结果】

结果记录于原始数据记录表(表 2-4-1)。

表 2-4-1　电刺激法观察苯妥英钠对小鼠的抗惊厥作用

组别	鼠号	给药前电惊厥阈值/V	给药后电惊厥阈值/V		
			3 min	15 min	30 min
生理盐水组	1				
	2				
	3				
	4				
	5				
	6				
苯妥英钠组	1				
	2				
	3				
	4				
	5				
	6				

【注意事项】

1. 输出端的两个鳄鱼夹不能对接,以防短路损坏电刺激仪。

2. 刺激间隔时间不应少于 5 s。

3. 小鼠给药前电惊厥阈值和生理盐水组电惊厥阈值测定,如未出现惊厥表现,电压值每次最多递增 5 V;苯妥英钠组电惊厥阈值测定时,电压值每次可递增 25 V,最大测定值如超过 100 V,按 100 V 计算。

【思考题】

1. 简述苯妥英钠的药理作用及作用机制。

2. 设计实验判断受试药是否有抗惊厥作用。

实验五　药物对动物血压的影响（设计实验）

【实验目的】

1. 理解和识记传出神经系统药物在心血管系统方面的药理作用。

2. 熟悉实验动物血压测定的基本操作方法。

3. 掌握传出神经系统药物对家兔血压的影响及评价方法。

【实验原理】

去甲肾上腺素(norepinephrine,NE;noradrenaline,NA)是去甲肾上腺素能神经末梢释放的主要递质。药用的去甲肾上腺素是人工合成品，在酸性溶液中较稳定，常用其重酒石酸盐。药用的去甲肾上腺素属于 α 肾上腺素受体激动药，其对 α 受体的激动作用强大，对 α_1 和 α_2 受体无选择性，对心脏 β_1 受体作用较弱，对 β_2 受体几乎没有作用。静脉滴注较大剂量的去甲肾上腺素时，强烈收缩外周血管，使得外周阻力明显增高，在升高收缩压的同时也明显升高舒张压，所以脉压减小。

肾上腺素(epinephrine,adrenaline)是肾上腺髓质的主要激素。药用肾上腺素可从家畜肾上腺提取或人工合成，属于 α、β 肾上腺素受体激动药。静脉滴注低浓度的肾上腺素时，可兴奋心脏升高收缩压；可收缩皮肤黏膜血管升高舒张压，同时舒张骨骼肌血管降低舒张压，故舒张压不变或下降，脉压加大。静脉注射较大剂量的肾上腺素时，由于强烈的缩血管反应使收缩压和舒张压均升高。

酚妥拉明属于非选择性 α 受体阻断药，可阻断血管平滑肌 α_1 受体而扩张血管。静脉注射酚妥拉明能使血管舒张，血压下降，降低外周血管阻力。如预先给予酚妥拉明，肾上腺素的升压作用可被翻转，表现出肾上腺素对血管 β_2 受体的激动作用，呈现出明显的降压反应。

【实验材料】

1. 动物

家兔(约 2.0 kg)。

2. 药品

0.05%肝素，A、B、C药(分别为0.003%去甲肾上腺素、0.002%肾上腺素或0.5%酚妥拉明中的一种)。

3. 器材

兔箱，兔板，绳子，电脑，RM6240B型多道生物信号采集处理系统，压力换能器(YP100型)，手术器械一套(手术刀片和刀柄，弯剪，直剪，眼科虹膜剪，止血钳)，三通管，头皮针，动脉夹，气管套管，动脉插管，注射器(1 mL、2 mL、20 mL)，丝线，纱布，棉球等。

【方法和步骤】

1. 参数设置

开启多道生物信号采集系统，将与三通管相连接的压力换能器连接于1通道。启动电脑，进入RM6240E型多道生物信号采集处理系统界面，点击菜单栏中的“实验”，选择“药理学专用实验”里的“传出神经系统药对动物血压和心率的影响(兔)”实验模块。点击“工具”，勾选“坐标滚动”和“快速归零”；点击左侧“选择”，勾选“通用实时测量”中的“快速”。

2. 动物麻醉和固定

家兔耳缘静脉注射20%乌拉坦5～7 mL/kg(1000～1500 mg/kg)麻醉，仰卧位固定。

3. 气管插管

沿颈正中切开颈部皮肤，分离气管，剪一倒T形切口，插入气管套管，结扎并固定(图2-5-1)。

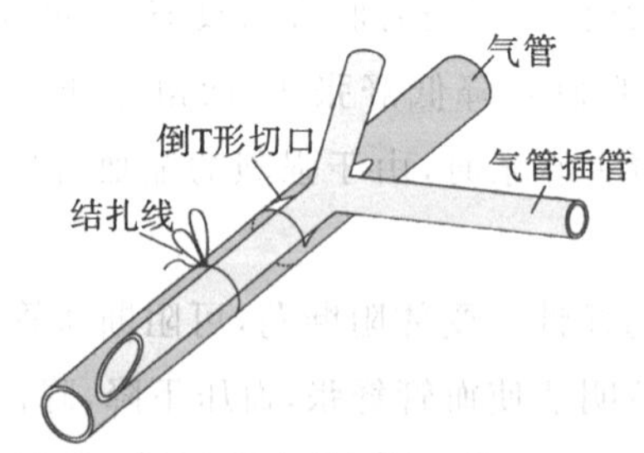

图2-5-1　家兔气管倒T形插管局部示意

4. 颈总动脉插管

分离一侧颈总动脉，结扎其远心端，并在近心端夹上动脉夹以阻止血流。在动脉夹和结扎线之间将动脉剪一V形切口，插入预先充满肝素生理盐水的动脉插管,固定插管(图 2-5-2)。将导管与三通管相连,后者连接于亦充满肝素生理盐水的换能器,打开动脉夹(图 2-5-3),记录正常血压曲线和心率。

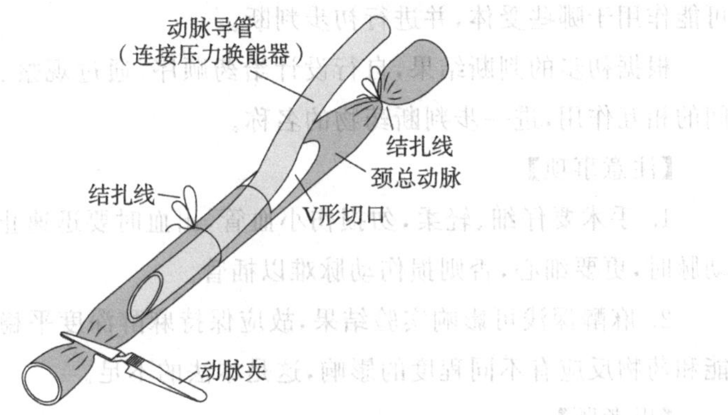

图 2-5-2　家兔颈总动脉插管局部示意

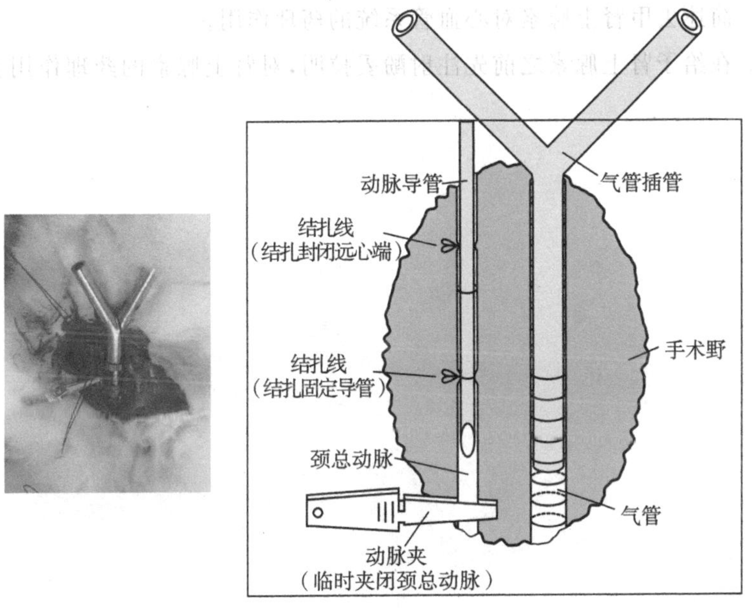

图 2-5-3　家兔颈总动脉插管后视野

5. 给药途径和方法

依次从耳缘静脉给予受试药 A、B、C 3 种药物各0.2 mL/kg,观察各药引起的血压变化。每次给药后,要注入少量生理盐水以冲洗管内残留的药物,待血压曲线恢复到原水平或平稳后,再给下一个药物。

6. 观察药物的效应

根据给药后的动脉血压曲线(收缩压、舒张压、脉压差)的变化,判断药物可能作用于哪些受体,并进行初步判断。

根据初步的判断结果,自行设计给药顺序,通过观察、比较和分析药物之间的相互作用,进一步判断药物的名称。

【注意事项】

1. 手术要仔细、轻柔,勿损伤小血管,出血时要迅速止血。分离家兔颈总动脉时,更要细心,否则损伤动脉难以插管。

2. 麻醉深浅可影响实验结果,故应保持麻醉深度平稳。麻醉对心血管功能和药物反应有不同程度的影响,这是本法的不足。

【思考题】

1. 简述静脉注射较大剂量肾上腺素后,家兔血压的典型改变。

2. 简述去甲肾上腺素对心血管系统的药理作用。

3. 在给予肾上腺素之前先注射酚妥拉明,对肾上腺素的药理作用会有何影响?

实验六　药物的量效关系及 pD_2、pA_2 的测定

【实验目的】

1. 了解 RM6240E 型多道生物信号采集处理系统的使用规范。

2. 观察胆碱受体激动剂乙酰胆碱(acetylcholine，ACh)对离体蛙腹直肌的作用，以及 N_M 胆碱受体阻断剂维库溴铵(vecuronium bromide，Vec)对乙酰胆碱的竞争性拮抗作用，学会 pD_2、pA_2 的计算方法；熟悉离体蛙腹直肌标本的制备及其张力测定方法。

3. 掌握 N_M 胆碱受体激动药及阻断药对骨骼肌张力的影响及 pD_2、pA_2 的意义。

【实验原理】

药物的量效关系是指一定浓度(或剂量)范围内，药物浓度(或剂量)与药理效应成比例的关系(一般是在控制良好的体外实验系统中完成实验)。受体激动药一般指完全激动药，能与受体结合并激动受体产生效应；受体拮抗药通常指竞争性拮抗药，也能与受体结合，本身不产生效应，但可占领受体而拮抗激动药的效应。

受体占领学说认为，当受体激动药与少量受体结合时，产生比较弱的效应，随着受体激动药与受体结合量(B)增多，所产生的效应也随之增强，当受体激动药与全部受体结合(B_{max})时，则产生最大效应。受体激动药与受体的亲和力大小可用解离常数 K_D 表示，K_D 是与受体半最大结合的游离药物浓度，可简单地等同于 EC_{50}，K_D 值越大，药物与受体的亲和力越小。pD_2 是亲和力指数，是受体激动药半最大效应浓度的负对数值，$pD_2=-\lg K_D$，亦即 $pD_2=-\lg EC_{50}$，pD_2 值大者亲和力大。

受体激动药与受体结合时，若有相应的受体拮抗药存在，该拮抗药可竞争受体激动药与受体的结合，使激动药的效应减弱。受体拮抗药对受体激动药的拮抗作用强度可用 K_I 表示，K_I 为竞争性拮抗药的解离常数，是当激动药 C' 与拮抗药合用时，若 2 倍浓度的激动药所产生的效应恰好等于未加入拮抗药

时激动药 C 所产生的效应，此时所加入拮抗药的摩尔浓度。pA_2为拮抗参数，$pA_2=-\lg K_I=-\lg EC_{50}^*$，$pA_2$值越大者对激动药的拮抗作用越强。

乙酰胆碱为 M、N 胆碱受体激动药，与骨骼肌 N_M受体结合并激动受体，引起骨骼肌收缩；维库溴铵为 N_M胆碱受体竞争性拮抗药，可拮抗乙酰胆碱与骨骼肌 N_M受体的结合。

通过绘制单用乙酰胆碱及加有一定量维库溴铵的乙酰胆碱对蛙腹直肌的收缩效应影响的典型量效曲线，根据曲线中间段 20%～80%效应之间各点的趋势是一条直线，可拟合出单用乙酰胆碱及加有一定量维库溴铵的乙酰胆碱的直线回归方程，由方程求得相应的 $EC_{50}(K_D)$值、$EC_{50}^*(K_I)$值，计算出拮抗药的终浓度$[I]$，进而求得乙酰胆碱对蛙腹直肌的 pD_2值及维库溴铵对乙酰胆碱的 pA_2值。

【实验材料】

1. 动物

蛙。

2. 药品

任氏液，乙酰胆碱溶液(2×10^{-1} mol/L，2.0 mol/L)，维库溴铵溶液(2×10^{-4} mol/L)。

3. 器材

RM6240E 型多道生物信号采集处理系统，计算机，张力换能器，鱼泵，标本浴槽，探针，蛙板，手术器械(手术剪、眼科剪、镊子、缝合线少许)，可调微量移液器 3 支(容量分别为 1000～5000 μL、100～1000 μL、20～200 μL 各 1 支)，10 mL 离心管若干，试管架 1 个。

【实验方法】

1. 参数设置

开启 RM6240E 型多道生物信号采集处理系统，将张力换能器与系统的通道 1 连接。点击菜单栏中的“实验”，选择“药理学专用实验”中的实验模块“乙酰胆碱对蛙腹直肌作用的量效关系”，在“工具”中点选“坐标滚动”和“快速归零”；右侧的工具栏参数分别设定为张力、扫描速度 25 s/div、灵敏度 3 g 或 7.5 g、滤波 10 Hz、导联关；左侧工具栏的“选择”项下选定“通用实时测量(快速)”；实时显示下示波，可按快速归零键钮“Z”调零。

2. 标本制备

取蛙一只，破坏脑脊髓并固定于蛙板上，剪开腹部皮肤，分离两侧腹直肌，上至胸骨下缘，下至耻骨上，标本长 1.5～2 cm，宽约 0.5 cm，两端用丝线结扎并剪断取出，放置于任氏液内备用(图 2-6-1)。

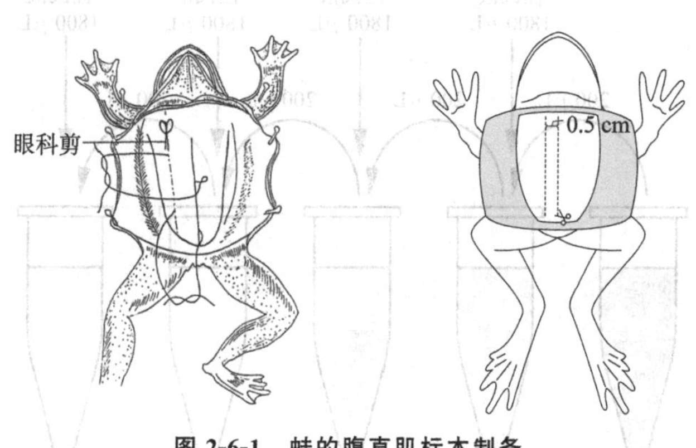

图 2-6-1　蛙的腹直肌标本制备

3. 标本安置

将腹直肌标本悬挂于盛有 20 mL 任氏液的浴槽中，两端分别固定在张力换能器及浴槽底部，浴槽下孔接排水管并通入空气，标本加前负荷 1.5～4.0 g，稳定 10 min，如图 2-6-2 所示。

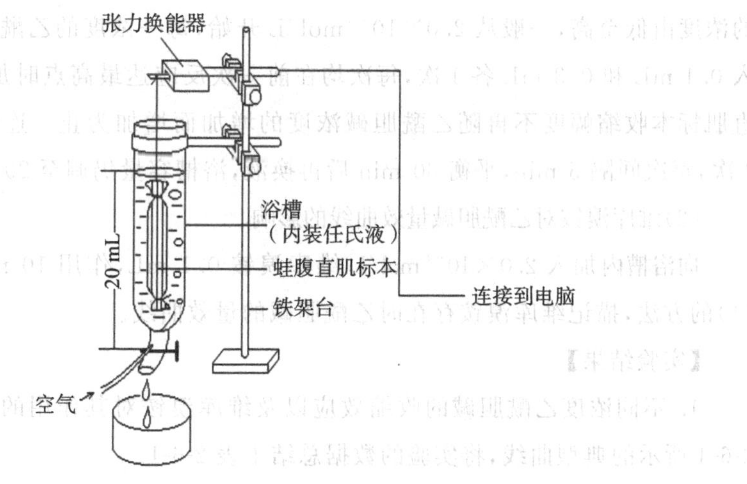

图 2-6-2　药物的量效关系实验装置示意

4. 药物配制

2.0×10^{-1} mol/L 的 ACh 母液以任氏液 10 倍梯度稀释，即吸取 0.2 mL

母液于一支备有 1.8 mL 任氏液的试管中，混匀后从中吸取0.2 mL液体加入另一支备有 1.8 mL 任氏液的试管中，如此以 10 倍梯度往下稀释，形成 2.0×10^{-2}～2.0×10^{-5} mol/L 的 ACh 溶液(图 2-6-3)。

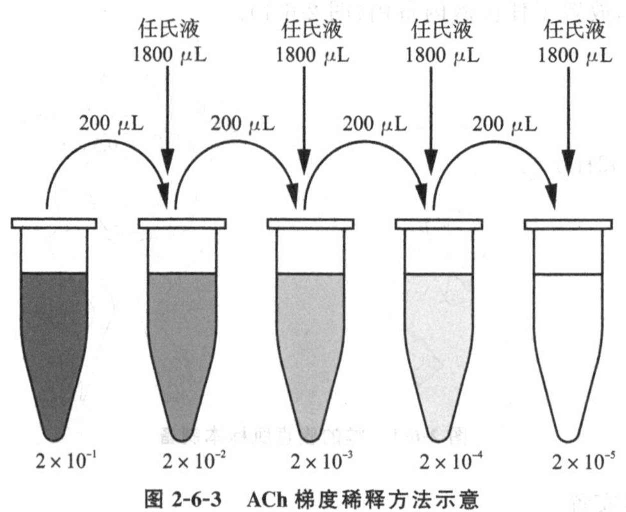

图 2-6-3 ACh 梯度稀释方法示意

5. 正式测定

(1)乙酰胆碱量效曲线测定

以累加法向浴槽内加入乙酰胆碱并描记标本的收缩反应曲线。乙酰胆碱的浓度由低至高，一般从 2.0×10^{-5} mol/L 开始，每一浓度的乙酰胆碱分别加入 0.1 mL 和 0.3 mL 各 1 次，每次均在前一次反应达最高点时加药，至蛙腹直肌标本收缩幅度不再随乙酰胆碱浓度的增加而增加为止。连续冲洗标本 3 次，每次间隔 5 min，平衡 30 min 后再换液，浴槽容量仍调至 20 mL。

(2)维库溴铵对乙酰胆碱量效曲线的影响

向浴槽内加入 2.0×10^{-4} mol/L 维库溴铵 0.1 mL，作用 10 min 后，再按(1)的方法，描记维库溴铵存在时乙酰胆碱的量效曲线。

【实验结果】

1. 不同浓度乙酰胆碱的收缩效应以及维库溴铵对其作用的影响参见图 2-6-4 所示的典型曲线，将实验的数据总结于表 2-6-1。

$$终浓度=\frac{\text{ACh 溶液浓度}\times\text{给药量}}{\text{浴槽内任氏液体积}}$$

$$收缩效应百分数=\frac{\text{各剂量收缩效应}}{\text{最大收缩效应}}\times100\%$$

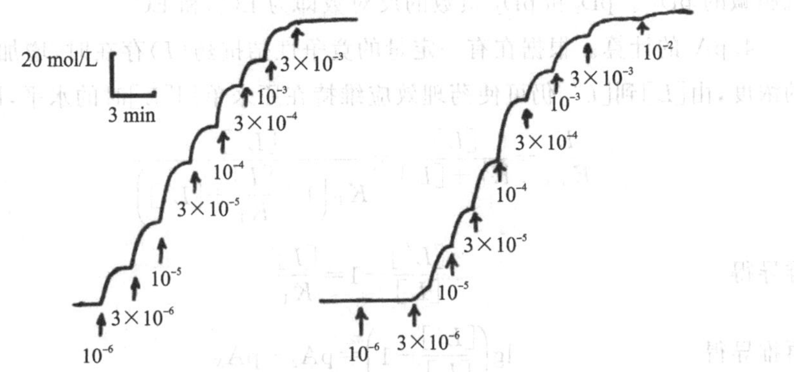

乙酰胆碱(mol/L)　　　维库溴铵存在时的乙酰胆碱 (mol/L)

图 2-6-4　不同浓度乙酰胆碱对蛙腹直肌的效应及维库溴铵对其效应的影响

表 2-6-1　不同浓度乙酰胆碱的收缩效应以及维库溴铵对其效应的影响

ACh 溶液/(mol/L)	给药量/mL	ACh 终浓度 C/(mol/L)	对数浓度($\lg C$)	收缩力/g		收缩效应百分数/%	
				ACh	ACh+Vec	ACh	ACh+Vec
2×10^{-5}	0.1						
2×10^{-5}	0.3						
2×10^{-4}	0.1						
2×10^{-4}	0.3						
2×10^{-3}	0.1						
2×10^{-3}	0.3						
2×10^{-2}	0.1						
2×10^{-2}	0.3						
2×10^{-1}	0.1						
2×10^{-1}	0.3						
2×10^{0}	0.1						

2. 绘制量效曲线。测量收缩张力(累加),求效应百分率,以终浓度的对数值为横坐标,效应百分率为纵坐标,在坐标纸(或电子表格)上绘制量效曲线。

3. pD_2 的计算。乙酰胆碱的对数浓度-收缩效应曲线为 S 形曲线,在效应 20%～80%的范围内曲线基本为一条直线,可用直线回归法求得直线方程:

$$Y(\text{效应百分率})=A+BX(\text{乙酰胆碱浓度的负对数值})$$

当 $Y=50\%$,其 X 值即为 pD_2。以相同的方法可求得维库溴铵存在时乙

酰胆碱的 pD_2^* 。pD_2 和 pD_2^* 负数的反对数即为 EC_{50} 和 EC_{50}^* 。

4. pA_2 的计算。根据在有一定量的竞争性拮抗药(I)存在时,增加激动药的浓度,由$[L]$到$[L']$仍可使药理效应维持在原来单用$[L]$时的水平,即

$$\frac{E}{E_{\max}}=\frac{[L]}{K_D+[L]}=\frac{[L']}{K_D\left(1+\frac{[I]}{K_I}+[L']\right)}$$

推导得

$$\frac{[L']}{[L]}-1=\frac{[I]}{K_I}$$

再推导得

$$\lg\left(\frac{[L']}{[L]}-1\right)=pA_2-pA_X$$

根据定义,令

$$L=EC_{50},L'=EC_{50}^*$$

而 pA_X 即为所用竞争性拮抗药浓度的负对数,即维库溴铵浓度的负对数值,所以

$$pA_2=\lg\left(\frac{EC_{50}^*}{EC_{50}}-1\right)+pA_X$$

【注意事项】

1. 加药量宜准确,速度宜均匀。

2. 加药过程中做到“三不碰”:不碰挂标本的线,不碰液面上的浴槽壁,不碰标本。

3. 实验时宜通气。

【思考题】

1. 简述药物的效能和效价强度的概念及它们在临床用药上的意义。

2. 在某一药物的量效曲线图上可以得到哪些信息?

实验七　药物对离体血管平滑肌的作用

【实验目的】

1. 理解和识记 α 受体激动药与阻断药对血管平滑肌的药理作用。

2. 熟悉离体血管螺旋条的制备方法。

3. 掌握离体血管平滑肌张力的测定方法及意义。

【实验原理】

去甲肾上腺素为 α 肾上腺素受体激动药，可激动血管 α_1 受体，使血管收缩。酚妥拉明为非选择性 α 受体阻断药，具有阻断血管平滑肌 α_1 受体和直接扩张血管作用。

【实验材料】

1. 动物

家兔。

2. 药品

Kreb's 液，0.2%重酒石酸去甲肾上腺素溶液，1%甲磺酸酚妥拉明溶液。

3. 器材

计算机，RM6240E 型多道生物信号采集处理系统，手术器械一套（手术剪、眼科虹膜剪、培养无齿镊、0[#] 手术缝线），麦氏浴槽，小烧杯，培养皿，恒温水浴锅。

【实验方法】

1. 参数设置

开启 RM6240E 型多道生物信号采集处理系统，将张力换能器与系统的通道 1 连接。点击菜单栏中的“实验”，选择“药理学专用实验”中的实验模块“药物对血管平滑肌的作用(兔)”，在“工具”中点选“坐标滚动”和“快速归零”；右侧的工具栏参数分别设定为张力、扫描速度 25 s/div、灵敏度 3 g、滤波 10 Hz、导联关；左侧工具栏的“选择”项下选定“通用实时测量(快速)”；实时显示下示波，可按快速归零键钮“Z”调零。

2. 标本制备

家兔麻醉后，剪断颈动脉，放血致死，打开胸腔，暴露心脏。分离主动脉，尽量靠近心脏处，剪取主动脉，置于充以氧气的 Kreb's 液中。将血管周围结缔组织修剪干净后，小心地把血管套在细钢丝上，将兔主动脉剪成宽 4 mm，长 3～4 cm 的螺旋条片(见第三章)，螺旋条片一端固定于麦氏浴槽中，另一端连在张力换能器上，浴槽内 Kreb's 液 10 mL，37 ℃恒温，通以氧气，加前负荷 5～10 g。稳定 1 h 以上，每 15～20 min 换液一次，描记张力基线。

3. 正式测定

(1) 0.02%去甲肾上腺素溶液 0.2 mL，描记收缩反应曲线，记录 5～10 min，达最大反应时，记录收缩张力，用 Kreb's 液冲洗 2～3 次使恢复至基线(约 30 min)。

(2)加入 0.1%酚妥拉明溶液 0.1 mL，反应 5 min 不冲洗，重复上述剂量的去甲肾上腺素，记录收缩张力值。

【实验结果】

实验结果总结于表 2-7-1。

表 2-7-1　去甲肾上腺素对兔主动脉螺旋条片的收缩效应及酚妥拉明对其作用的影响

组别	收缩力/g	
	去甲肾上腺素	去甲肾上腺素＋酚妥拉明
1		
2		
3		
4		
5		
6		

【注意事项】

1. 动脉条标本切勿用手拿，应以镊子轻轻夹取，亦不能在空气中暴露过久，以免失去敏感性。

2. 必须用新鲜的蒸馏水配制 Kreb's 液。

3. 本标本对拟肾上腺素药的收缩反应发生较慢，松弛亦慢。

【思考题】

1. 除本实验药物外，再举例说出其他作用于 α 受体的激动药与阻断药。

2. 如果选用肾上腺素替换去甲肾上腺素，实验结果是否会有不同？

实验八　异烟肼半数致死量的测定

【实验目的】

1. 了解药物毒性实验的一般方法及意义。

2. 理解药物半数致死量(LD_{50})的概念和意义。

3. 掌握应用随机数字表进行实验动物分组的方法，学会药物半数致死量的测定过程。

【实验原理】

半数致死量是衡量药物急性毒性的一个重要参数，是指在一定的实验条件下，一群实验动物用药后半数动物死亡的剂量。急性毒性(acute toxicity)实验是指一次给药或一次给药剂量在 24 h 内分次给予动物后，观察 7～14 d 内产生的毒性反应和死亡情况，根据不同剂量组的动物死亡数，按统计学方法计算出半数致死量。要求设计的各剂量以能使动物死亡分布在 0%～100%之间为宜。

常用的方法有寇氏法、加权回归法(Bliss 法)、概率单位法、序贯法。每种方法的药物高低剂量比例、每组动物数、实验方法、计算方法有区别。

测定 LD_{50} 的一般要求：

(1)常用动物大鼠和小鼠，雌雄各半，各组严格随机。

(2)给药途径以静脉注射、腹腔注射和灌胃为主。要求两种以上给药途径，选取的途径必须包括推荐临床给药途径。用药量小鼠静脉注射不超过 0.2 mL/10 g，灌胃小鼠不超过 0.4 mL/10 g，大鼠每只每次不超过 3 mL。

(3)记录动物的中毒表现及可能的死亡原因，死亡动物应进行肉眼尸检。死亡在 24 h 或更长时，尸检发现有病变应进行镜检。一般动物死亡时间在给药后 1～2 d 内，但应观察 7～14 d。

【实验材料】

1. 动物

小鼠 56 只(体重 18～22 g)，称体重前 12 h 禁食，但不禁水。

2. 药品

异烟肼注射液配制成不同浓度。

3. 器材

玻璃缸,注射器(1 mL),5 号针头,计算机及 LD_{50} 计算软件。

【实验方法】

1. 探索死亡剂量范围

取小鼠 9 只,分为 3 组,每组 3 只。每组小鼠各腹腔注射同一剂量的异烟肼溶液,各组剂量按等比排列。反复实验几次,找出引起死亡率为 100%的最小剂量及死亡率为 0 的最大剂量的剂量范围。

2. 确定组间剂量公比 r

经预实验后,找出死亡率为 100%的最小剂量 b 及死亡率为 0 的最大剂量 a,由下式求得公比:

$$r=\sqrt[n-1]{\frac{b}{a}}$$

式中,n 为欲分组数(通常是分成 5~6 组),求得公比 r 后,各组剂量便分别为 $a,ar,ar^2,\cdots,ar^{n-1}$。

设通过预实验,求得的 $LD_0(a)$ 为 88 mg/kg,$LD_{100}(b)$ 为 238 mg/kg,准备分成 7 组进行实验,把这些数据代入前面的公式:

$$r=\sqrt[6]{\frac{238}{88}}=1.18$$

则各组剂量分别为 $a=88$(mg/kg),$ar=104$(mg/kg),$ar^2=124$(mg/kg),$ar^3=146$(mg/kg),$ar^4=172$(mg/kg),$ar^5=202$(mg/kg),$ar^6=238$(mg/kg)。

用 Bliss 法计算时,组间剂量可以不按公比 r,可以等距或不等距。

3. 正式测定

取经 12 h 禁食不禁水的体重为 18~22 g 的小鼠 56 只,①随机分组:将准备好的小鼠按体重随机分为 7 组,每组 8 只。②腹腔注射:每组分别腹腔注射不同浓度的异烟肼溶液 0.2 mL/10 g。③观察与记录:观察并记录给药后小鼠的表现和给药 2 h 后的死亡数。正式测定要求继续饲养观察两周。

4. 实验结果的记录和处理

将小鼠的死亡情况填入表 2-8-1 中。实验结果中最大剂量的反应率最好等于或接近 100%,最小剂量组的反应率最好等于或接近 0,若有两个剂量组出现 100%或 0%的反应率时,需将过大或过小的一剂量组剔除。随后采用

Bliss 法计算 LD_{50}及其 95%可信限。

表 2-8-1　异烟肼对小鼠死亡率的影响

组别	剂量/(mg/kg)	小鼠数量/只	死亡数量/只	致死率/%
1				
2				
3				
4				
5				
6				
7				

【注意事项】

1. 药物称量、配制及给药的准确程度是本实验成功的关键。实验过程中给药剂量一定要准确。

2. 注意观察中毒症状与发生时间及死亡时间。

【思考题】

1. 简述 LD_{50}的定义及测定 LD_{50}的意义。

2. 简述小鼠实验前禁食不禁水的原因。

实验九　不同给药途径对硫酸镁作用的影响及钙镁的拮抗作用

【实验目的】

1. 理解和识记硫酸镁的药理作用及钙镁拮抗作用原理。

2. 熟悉小鼠灌胃的实验方法。

3. 掌握不同给药途径对药物作用影响的实验。

【实验原理】

硫酸镁胃肠道给药具有导泻、利胆作用。硫酸镁溶液中镁离子和硫酸根离子均不易被肠道吸收,使肠道内渗透压增高,体液水分向肠腔移动,肠内容物稀释,肠腔扩张,从而刺激肠壁的传入神经末梢,反射性地引起肠蠕动增强,产生泻下作用。硫酸镁还能刺激十二指肠黏膜分泌缩胆囊素,反射性引起胆总管括约肌松弛、胆囊收缩,促进胆道的排空,产生利胆作用。

硫酸镁注射具有肌松作用和扩血管降压作用。硫酸镁注射后进入血循环,由于 Mg^{2+} 和 Ca^{2+} 的化学性质相似,可特异性地竞争 Ca^{2+} 结合位点,拮抗 Ca^{2+} 的作用。如运动神经末梢乙酰胆碱的释放需要 Ca^{2+} 的参与,Mg^{2+} 通过与 Ca^{2+} 竞争结合位点而抑制乙酰胆碱的释放,使骨骼肌松弛,产生肌松作用。同理,Mg^{2+} 可引起交感神经节传导障碍,直接松弛血管平滑肌,致血管扩张、血压下降。Mg^{2+} 过量中毒时,则应用钙剂对抗。

【实验材料】

1. 动物

小鼠 4 只,雌雄均可,体重 18～22 g。

2. 药品

10%硫酸镁溶液,2.5%氯化钙溶液,生理盐水。

3. 器材

注射器(1 mL),小鼠灌胃器,剪刀,镊子。

【实验方法】

1. 分组给药

取禁食不禁水 6～8 h，体重相近的小鼠 4 只。甲鼠以 10%硫酸镁1 mL灌胃，乙鼠以生理盐水 1 mL 灌胃，丙鼠及丁鼠腹腔注射 10%硫酸镁 0.1 mL/10 g(1 g/kg)，观察并记录动物出现的症状。

2. 现象观察

甲乙两鼠于给药 40 min 后行颈椎脱臼安乐死，立即剖开腹腔，比较两鼠的肠膨胀情况有何不同。剪开肠腔，观察粪便的容量及性状，并比较之。

3. 拮抗作用

丙丁两鼠给硫酸镁后马上观察其体态、活动性、骨骼肌张力和呼吸等情况变化。当出现全身软瘫、翻正反射消失后，丙鼠立即腹腔注射 2.5%氯化钙溶液 0.1 mL/10 g(0.25 g/kg)，丁鼠腹腔注射生理盐水0.1 mL/10 g，比较两鼠的恢复情况。

【实验结果】

见表 2-9-1、表 2-9-2。

表 2-9-1　硫酸镁对肠道的作用

鼠别	药物	蠕动情况	膨胀程度	粪便容量及性状
甲	硫酸镁			
乙	生理盐水			

表 2-9-2　硫酸镁的全身性作用及氯化钙对其的拮抗作用

鼠别	药物	体态活动	骨骼肌张力	呼吸(频率、深浅度)
丙	给药前			
	硫酸镁			
	氯化钙			
丁	给药前			
	硫酸镁			
	生理盐水			

【注意事项】

1. 灌胃给药前动物一般应进行一段时间(通常一夜)的禁食，不禁水。因为胃内容物会影响药物的给药容量，而啮齿类动物禁食时间的长短会影响药物代谢酶的活性及药物在肠道内的吸收，从而影响药物的作用。

2. 经口灌胃给药时，勿将药物灌入气管，以免造成动物窒息死亡。如果刺破食管或胃壁，则给药途径发生改变，药物作用出现快而强，导致实验失败。

【思考题】

1. 硫酸镁口服和腹腔注射的效应有哪些不同？为什么？

2. 硫酸镁中毒后如何解救？

实验十　抗凝血药物的辨别(设计实验)

【实验目的】

1. 理解和识记肝素和枸橼酸钠抗凝作用及机制。

2. 熟悉毛细玻管法观察药物抗凝作用的方法。

3. 掌握抗凝血药物对动物凝血作用的评价方法，根据抗凝血药物作用的特点，通过合理的实验设计，判断药物的类别。

【实验原理】

肝素增强抗凝血酶Ⅲ作用，抑制凝血因子Ⅱ、Ⅶ、Ⅸ、Ⅹ，故在动物体内外均有抗凝作用。枸橼酸钠与钙离子形成络合物并不易解离，减少其与凝血因子结合所致凝血因子激活。因离体血液含钙离子量有限，故枸橼酸钠在体外抗凝作用较为明显。本实验通过比较A药、B药、C药在小鼠体内外抗凝效果，鉴别A、B、C药分别是生理盐水、肝素钠、枸橼酸钠中的哪一种。

【实验材料】

1. 动物

小鼠，雌雄均可，体重18～22 g。

2. 药品

A、B、C药(分别是生理盐水、0.2%肝素钠、3.8%枸橼酸钠中的任意一种)。

3. 器材

注射器(1 mL)，毛细玻管，剪刀，干燥试管。

【实验方法】

1. 体外抗凝血作用

取干燥试管3支，分别盛入A药、B药、C药各1滴，摘除小鼠眼球，取新鲜血液，立即加入上述试管内各3滴，轻摇匀，分别取1支毛细玻管吸入血液，平置于木框上。3 min后折断每支毛细玻管0.5 cm，而后每隔30 s折断0.5 cm，5 min后未凝血，改为隔5 min折断1次，如折断处有丝状血丝出现，即表示有凝血，如20 min后未凝血，按20 min计算。

2. 体内抗凝血作用

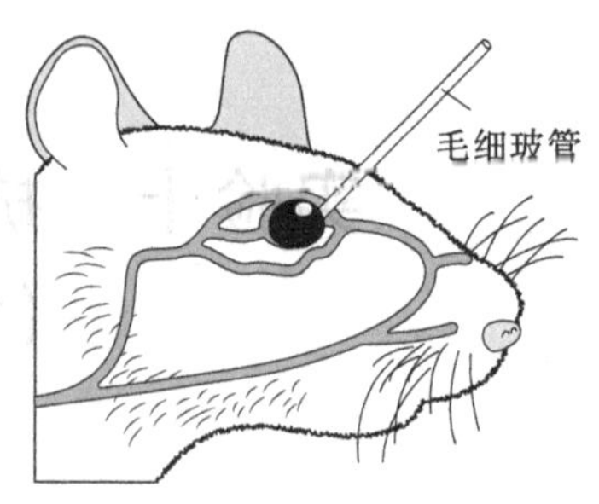

图 2-10-1　小鼠眼内眦部采血示意

取小鼠 3 只，标好记号，给甲鼠腹腔注射 A 药 0.5 mL，乙鼠腹腔注射 B 药 0.5 mL，丙鼠腹腔注射等量 C 药。给药后 20 min，分别以毛细玻管在小鼠眼内眦部采血并灌满整支(图 2-10-1)，平置于木框上。然后按上法按时折断玻管，检验是否出现凝血。

【实验结果】

根据实验中观察到的现象，记录结果于表 2-10-1 中，然后确定 A、B、C 药分别为肝素钠、枸橼酸钠、生理盐水中的哪一种，并说明判断依据。

表 2-10-1　药物对凝血时间的影响

药品	组别	凝血时间/min	
		体外法	体内法
受试药 A	1		
	2		
	3		
	4		
	5		
	6		
受试药 B	1		
	2		
	3		
	4		
	5		
	6		
受试药 C	1		
	2		
	3		
	4		
	5		
	6		

【注意事项】

1. 毛细玻管和试管要保持干燥、洁净，否则会加速凝血或引起溶血。

2. 各试管口径大小必须均匀适当，因试管口径大小与凝血时间有一定关系，所以向每一支试管中加入的血量应一致。

3. 将血液加入试管后,要充分混匀,以免影响血液的凝固时间。

4. 观察凝血时不可剧烈振荡试管。

【思考题】

1. 肝素和枸橼酸钠的抗凝血作用特点有何不同?

2. 肝素过量导致出血可应用何药解救,为什么?

第三篇 实验部分二

实验十一 药物对体外培养肿瘤细胞的抑制作用

【实验目的】

本实验采用人慢性髓系白血病 K_{562} 细胞测定抗癌药的半抑制浓度(IC_{50})，旨在通过实验了解体外细胞培养技术及抗癌药筛选的基本知识和操作方法。

【实验原理】

抗癌药物的体外筛选主要是利用细胞培养方法观察药物对体外培养的传代肿瘤细胞或原代肿瘤细胞的杀伤和生长抑制效应。与体内筛选法比较，体外法具有节省开支、实验精确度高、结果重复性好等优点，但会受到一些非特异性因素，如培养液、药物溶剂等的影响，因此设置对照组(包括溶剂对照)，严格控制实验条件对于减少假阳性的出现十分重要。而有些药物需在体内代谢活化或通过影响机体免疫功能发挥作用，体外法则无法测出其有效性，可出现假阴性结果。

目前国内外建立的体外肿瘤细胞系已不可胜数，药物筛选一般选用生长特性稳定、增殖快、对已知药敏感的细胞系。

【实验材料】

1. 细胞

人慢性髓系白血病细胞 K_{562} 细胞系。

2. 药品与试剂

RPMI 1640 完全培养液，台盼蓝染液，1 mg/mL MTT，1 mg/mL盐酸氮芥。

3. 器材

CO_2培养箱，倒置相差显微镜，高压灭菌玻璃滴管，塑料微孔培养板(经紫外线照射消毒 30～60 min)，血细胞计数板，可调微量移液器(200 μL、20 μL)。

【实验方法】

1. 细胞培养

取对数生长期 K_{562} 细胞一瓶，用滴管轻轻吹打使之为单细胞悬液，计数并以完全培养液稀释为(1～2)×10^5/mL。上述细胞悬液加于培养板，每孔 180 μL，共 7×4 孔(1～7，A～D)。氮芥以培养液 4 倍递减稀释为 800 μg/mL、200 μg/mL、50 μg /mL、12.5 μg/mL、3.125 μg /mL、0.78 μg/mL 6 个浓度组，分别加 20 μL 于 1～6 号孔，7 号孔加 20 μL 培养液作为对照，每组 4 个重复孔(A～D)，置 CO_2 培养箱中(37 ℃，5%CO_2)培养 24 h 后镜下观察细胞并计数。

2. 台盼蓝排染计数方法

细胞损伤或死亡时，台盼蓝可穿透变性的细胞膜，进入细胞内与解体的 DNA 结合，使其着色，而活细胞能阻止染料进入细胞内，以此可鉴别死细胞和活细胞。

方法：待测孔加入 0.4%盼蓝染液 50 μL，打散混匀，滴入血细胞计数板，稳定 1～2 min 即计拒染细胞数(10^4/mL)。

3. MTT 法检测药物的细胞毒作用

细胞培养和药物处理同台盼蓝排染计数法，药物作用结束前 4 h，加 50 μL 1 mg/mL浓度的 MTT，继续培养 4 h，活细胞线粒体中的脱氢酶能把 MTT 还原成蓝紫色的不溶于水的甲臜，甲臜的多少与活细胞数成正比。吸去一半上清培养液，加入异丁醇/HCl(20∶1，pH 4.5)溶解 MTT 的还原产物，在酶标仪上检测 550 nm 波长的光密度 。

4. 结果处理及计算

将计数结果填入表 3-11-1，由各组活细胞数求 A～D 平均值，再求得细胞相对存活率，然后以存活率为纵坐标，对数药物浓度为横坐标作图，得剂量存活率曲线，由曲线直线段求直线回归方程，即可求得 IC_{50}。

$$\text{细胞相对存活率}(\%)=\frac{\text{给药组活细胞数(或 OD 值)}}{\text{对照组活细胞数(或 OD 值)}}\times 100\%$$

表 3-11-1 不同浓度药物对 K_{562} 细胞的影响

孔号	1	2	3	4	5	6	7
药物浓度/(μg/mL)							
活细胞数/(10^4/mL)							
平均值/(10^4/mL)							
相对存活率/%							

药物： 细胞接种数： 接种时间： 加药时间： 测定时间：

【注意事项】

台盼蓝染液加入后，应在 5 min 内计数，时间过长会使部分活细胞也着色，影响实验结果。

实验十二　药物对支气管平滑肌张力的影响

【实验目的】

学习离体肺支气管灌流的实验方法，观察药物对气管平滑肌的收缩或松弛作用以及它们之间的相互关系。

【实验材料】

1. 动物

小鼠，18～22 g，2 只。

2. 试剂

邵氏液(g)：NaCl 6.6，KCl 0.46，$NaHCO_3$ 2.5，NaH_2PO_4 0.1，$MgCl_2$ 0.136，Na_2HPO_4 0.08 和 $CaCl_2$ 0.05，加水至总量 1000 mL。

3. 药品

0.2 mg/mL 乙酰胆碱(Acetylcholine，ACh)，0.5 mg/mL 异丙肾上腺素(Isoproterenol，Iso)，25 mg/mL 氨茶碱(Aminophylline，Ami)，以上药品均用邵氏液配制。

4. 器材

恒温恒压灌流装置，粗剪刀 1 把，虹膜剪 1 把，镊子 2 把，2 mL 注射器 1 只，1 mL 注射器 3 只，5# 注射针头 4 个，小鼠气管插管 1 根，秒表 1 个，结扎线 1 捆。

【实验方法】

1. 准备灌流装置

预先准备好肺支气管灌流装置(图 3-12-1)。贮液瓶内充满含氧的邵氏液，经恒温水浴中的蛇形管到达灌注套管。调整恒温浴槽温度使套管处温度保持在 34～37 ℃之间，调整套管高度使液注压为 7～9 cm。

2. 肺支气管标本

剪断小鼠颈部，待血流尽后，迅速打开胸腔，剪除心脏。分离并取出气管及肺，置于冷邵氏液中，去除气管、肺以外的多余组织。用 2 mL 注射器吸邵氏液 2 mL，前接小鼠气管插管，将其插入气管，冲洗(先回抽，再注入邵氏液适

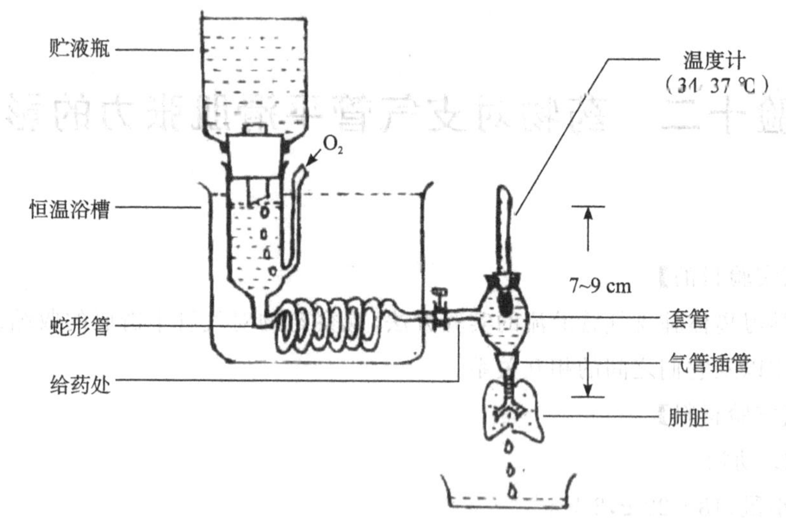

图 3-12-1　肺支气管灌流装置示意

量)肺部 3 次,以排出肺内的气体和黏液。用线固定气管插管后,将其套在灌流装置的套管上,以邵氏液灌流之(慎勿输入气泡)。用 5# 针头在肺脏表面散在性穿 10～20 孔,使每分钟液体流出 70～80 滴。待流出量恒定后,开始给药。

3. 给药

(1)观察 ACh 对支气管的直接收缩作用

由套管之前的橡皮管注入 0.2 g/mL ACh 0.1 mL,分别记录用药 0.5 min、1.5 min、3 min、5 min、8 min 和 10 min 的液体流出量(滴/min),每次观察 0.5 min。以下式计算最大的流量减少百分率:

$$流量减少百分率=\frac{用药前流量-用药后流量}{用药前流量}\times 100\%$$

(2)观察 Iso 对抗 ACh 收缩支气管的作用

吸取 0.5 mg/mL Iso 0.2 mL,插入橡皮管后,回抽邵氏液至 1.0 mL,再缓慢恒速将 Iso 注入,0.5 min 后,以方法 3(1)给 ACh,记录液体流出量,计算最大的流量减少百分率。

(3)观察 Ami 对抗 ACh 收缩支气管的作用

吸取 25 mg/mL Ami 0.2 mL,以方法 3(2)注入 Ami,0.5 min 后给 ACh,记录液体流出量,计算最大的流量减少百分率。

(4)观察肺、支气管功能

以方法 3(1)再次观察 ACh 对支气管的收缩作用,以排除肺、支气管反应性下降而出现的假阳性结果。

【实验结果】

将实验结果记录至表 3-12-1。

表 3-12-1　药物对肺支气管灌流量的影响

药物	灌流量/(滴/min)							灌流量减少百分率/%
	给药前	0.5 min	1.5 min	3 min	5 min	8 min	10 min	
ACh								
Iso+ACh								
Ami+ACh								
ACh								

注:时间从给 ACh 后算起,每次观察 0.5 min。

【注意事项】

1. 剪断颈部时,不宜用强力捕捉小鼠,否则易致肺瘀血。

2. 放血要彻底,避免血块塞于肺脏内。

3. 仔细分离肺、气管,不可剪破肺脏。

4. 冲洗肺脏时,不宜使肺过度膨胀,否则易致毛细支气管破裂;应尽可能把肺内气体和黏液排出。

5. 好的肺、支气管标本应无萎缩或凝血的区域,肺脏刺孔前不应有漏液。

6. 灌注压不宜过大,否则易致肺水肿。

7. 每次给药前灌流量必须恒定。

实验十三　有机磷农药的中毒及解救

【实验目的】

观察有机磷农药(敌百虫)的中毒症状和药物(碘解磷定、阿托品)的解救效果,学习血清胆碱酯酶活力测定方法。

【实验原理】

有机磷酸酯类进入人体后,分子中的磷与胆碱酯酶(acetylcholinesterase,AChE)酯解部位中的氧结合,使乙酰胆碱酯酶丧失活性,乙酰胆碱(acetyl choline,ACh)在体内大量积聚,出现毒蕈碱样(muscarine,M)、烟碱样(nicotine,N)及中枢神经中毒症状。有机磷中毒是临床中常见的中毒类型,其中毒症状明显且解救时间长短影响患者预后,故应早发现、早解救。

解毒药的种类包括胆碱酯酶复活药和胆碱受体阻断药。胆碱酯酶复活药能恢复胆碱酯酶活性,有效解除N样毒性作用,对M样症状和中枢性呼吸抑制作用无明显影响,故应与M胆碱受体阻断药阿托品合用,以控制症状。所用胆碱酯酶复活药首选氯解磷定,次选碘解磷定、双复磷等。

胆碱酯酶活力测定原理:有机磷农药中毒可使胆碱酯酶活力大幅下降,测定血清胆碱酯酶活力是协助有机磷中毒诊断及预后估计的重要手段。血液与一定量的ACh孵育时,血中胆碱酯酶可使ACh逐渐水解,水解剩余的ACh与胺作用生成乙酰异羟肟酸钠,后者在酸性条件下与$FeCl_3$作用,生成棕黄色肟螯合物,其颜色深浅与剩余的ACh成正比,根据剩余的ACh量可以判定血中酶的活力。

【实验材料】

1. 实验动物

家兔,雌雄均可,体重2 kg左右。

2. 药品与试剂

敌百虫,碘解磷定,阿托品,磷酸缓冲液,碱性羟胺溶液,HCl,$FeCl_3$,氯化乙酰胆碱(底物)(试剂配制方法见本实验附录)。

3. 实验器材

分光光度计。

【实验方法】

取家兔 2 只，称体重，观察全身状况、瞳孔大小、唾液分泌、大小便、肌张力及有无肌震颤等。分别自家兔耳缘静脉注射 8% 敌百虫溶液 1 mL/kg(80 mg/kg)。观察上述指标的变化，待中毒症状明显时，其中一兔立即由静脉注射 2.5% 碘解磷定 3 mL/kg(75 mg/kg)，另一兔静脉注射 0.1% 阿托品 1 mL/kg(1 mg/kg)，继续观察家兔中毒症状有否改善，比较两药解救效果有何不同。

在注射敌百虫前，中毒症状明显时(约 30 min)及用药解救后 30 min，分别从耳静脉采血 0.2 mL，加入盛有磷酸缓冲液 9.8 mL 的三角烧瓶中。按下列方法测定血清胆碱酯酶活力，并计算中毒时胆碱酯酶活动抑制率，观察用药解救后恢复情况。

(1)取含磷酸缓冲液的血液 1 mL(摇匀)，放入试管内并于 37.5 ℃水浴中保温 3～5 min。

(2)准确加入 0.005 mol/L 的 ACh 溶液 1 mL。

(3)在水浴中准确反应 60 min 后迅速加入碱性羟胺溶液 4.0 mL，并充分振荡 2 min。

(4)加入 4 mol/L HCl 12 mL，充分振荡，2 min 后再加 10% $FeCl_3$ 溶液 2 mL，充分振荡(注意：最终产物不稳定，室温越高褪色越快，故加 $FeCl_3$ 后要尽快比色。如不能及时比色，可在加入碱性羟胺后置冰箱保存，比色前再加 HCl 及 $FeCl_3$)。

(5)用普通滤纸将上述溶液过滤，滤液放比色杯，于 520 nm 波长处比色。标准曲线的制备及实验结果见表 3-13-1、表 3-13-2。

表 3-13-1　标准管及标准曲线的制备

操作步骤	管号									
	1	2	3	4	5	6	7	8	9	10
磷酸缓冲液/mL	1.0	0.8	0.7	0.6	0.5	0.4	0.3	0.2	0.1	0
0.005 mol/L ACh/mL	0	0.2	0.3	0.4	0.5	0.6	0.7	0.8	0.9	1.0
碱性羟胺/mL	4.0	4.0	4.0	4.0	4.0	4.0	4.0	4.0	4.0	4.0
兔血磷酸缓冲液(内含兔血 0.02 mL)/mL	1.0	1.0	1.0	1.0	1.0	1.0	1.0	1.0	1.0	1.0
4 mol/L HCl/mL	2.0	2.0	2.0	2.0	2.0	2.0	2.0	2.0	2.0	2.0
$FeCl_3$/mL	2.0	2.0	2.0	2.0	2.0	2.0	2.0	2.0	2.0	2.0
过滤比色										
含 ACh 物质的量/μmol	0	1.0	1.5	2.0	2.5	3.0	3.5	4.0	4.5	5.0
酶活力单位	0	50	75	100	125	150	175	200	225	250

酶活力单位：相当于测定条件下 1 mL 血液 37.5 ℃保温 1 h 所水解 ACh 的微摩尔数。

表 3-13-2　测定管制备

操作步骤	管号		
	正常	中毒	解救
兔血磷酸缓冲液(内含兔血 0.02 mL)/mL			
37.5 ℃保温 3～5 min			
0.005 mol/L ACh/mL	1.0	1.0	1.0
37.5 ℃保温 1 h			
碱性羟胺/mL	4.0	4.0	4.0
4 mol/L HCl/mL	2.0	2.0	2.0
10% $FeCl_3$/mL	2.0	2.0	2.0

过滤比色，520 nm 波长或 50 号滤光片。

100%管光密度(即 ACh 5 μmol 光密度)－测定管光密度＝被水解 ACh 光密度。

从标准曲线查得被水解 ACh 的微摩尔数，乘以 50 即得所求酶活力单位，并填入表 3-13-3 中。

【实验结果】

见表 3-13-3。

表 3-13-3　敌百虫中毒表现及阿托品、碘解磷定的解毒作用

兔号	体重	药物及剂量	一般活动	瞳孔大小/mm	唾液分泌	大小便	肌张力	肌震颤	血 AChE 活性	OD	酶抑制率
甲		用药前									
		敌百虫									
		阿托品									
乙		用药前									
		敌百虫									
		碘解磷定									

OD 即光密度。

$$\text{AChE 活力抑制率}=\frac{\text{正常 ACh 水解量}-\text{待测管 ACh 水解量}}{\text{正常 ACh 水解量}}\times 100\%$$

附　试剂配制方法

(1)1/15 mol/L 磷酸缓冲液(pH=7.2):取十二水合磷酸氢钠($Na_2HPO_4 \cdot 12H_2O$)16.72 g、磷酸二氢钾(KH_2PO_4)2.7 g,用蒸馏水溶解后加至 1000 mL。若室温较高应保存于冰箱内。

(2)碱性羟胺溶液:

①1 mol/L $NH_2OH \cdot HCl$ 溶液:称取 $NH_2OH \cdot HCl$ 13.9 g,加蒸馏水至 200 mL。室温 30 ℃以上时应保存于冰箱内。

②3.5 mol/L NaOH 溶液:称取 NaOH 14.0 g,加蒸馏水到 100 mL。

使用前 20 min 将上述两种溶液等量混合。

(3)4 mol/L HCl:量取比重 1.18 浓盐酸 100 mL,加蒸馏水至 200 mL。

(4)10% $FeCl_3$:称取 $FeCl_3$ 10 g,加蒸馏水 10 mL 左右,量取浓 HCl 0.84 mL,加温溶解后,加蒸馏水至 100 mL。

(5)底物:称取氯化乙酰胆碱 100 mg,先用 11 mL 5% NaH_2PO_4溶解,配成 0.05 mol/L 储备液,保存于冰箱内。临用前用 1/15 mol/L 磷酸缓冲液稀释 10 倍(0.005 mol/L)。

实验十四　麻醉药的作用

【实验目的】

通过观察戊巴比妥钠对吸入麻醉的影响，从而理解麻醉前给药的临床意义。

【实验材料】

大烧杯，粗天平，注射器，干棉球，麻醉乙醚，0.1%戊巴比妥钠溶液，小鼠。

【实验方法】

取小鼠 2 只，称其体重，观察正常活动状况、呼吸快慢、肌肉张力、痛觉反射、眨眼反射和翻正反射，然后给甲鼠注射 0.1%戊巴比妥钠溶液 0.2 mL/10 g，乙鼠注射等量生理盐水做对照，20 min 后观察小鼠的活动状况及各种反射有何改变。观察完毕，将 2 只小鼠放入倒置的大烧杯中，取 1 mL 麻醉乙醚置棉球上并放入烧杯中，开始计时，观察 2 只小鼠的麻醉时间及麻醉过程中的表现。小鼠麻醉后立即取出，再观察其恢复期的表现。根据 2 只小鼠的实验结果，讨论麻醉前给药的意义。

【实验结果】

见表 3-14-1。

表 3-14-1　戊巴比妥钠对乙醚麻醉的影响

鼠号	体重/g	麻醉前给药	给药前				乙醚麻醉							
			肌张力	痛反射	眼睑反射	翻正反射	麻醉诱导时间/min	麻醉开始时间（时、分）	苏醒时间（时、分）	麻醉维持时间/min	肌张力	痛反射	眼睑反射	翻正反射
甲		戊巴比妥钠												
乙		生理盐水												

【注意事项】

1. 麻醉诱导时间是指开始给乙醚到翻正反射消失时间。

2. 麻醉维持时间是指翻正反射消失到恢复活动所需时间。

实验十五　阿片样物质的生物检定法

【实验目的】

本实验采用简化的豚鼠回肠纵行肌法测定不同浓度的吗啡对豚鼠回肠电刺激收缩效应的抑制作用及纳洛酮对这种作用的影响，并进行有关计算，旨在认识阿片样物质的离体生物检定法的步骤及初步计算。

【实验原理】

阿片样物质的离体生物检定法有离体豚鼠回肠(guinea pig ileum，GPI)纵行肌法、离体小鼠输精管法、离体大鼠输精管法和离体兔输精管法等生物检定法。本实验介绍最常用的离体豚鼠回肠纵行肌生物检定法。吗啡作用于豚鼠回肠平滑肌标本上的阿片受体(主要含有 μ 受体，另有少量的 κ 受体)，阻滞回肠胆碱能神经末梢释放乙酰胆碱，从而抑制电刺激引起的标本收缩。

【实验材料】

1. 动物

豚鼠，雌雄不限，体重 250～350 g。

2. 药品

吗啡母液 10 mg/mL(27.4 mmol/L)，纳洛酮母液 1 mg/mL(2.74 mmol/L)，Kreb's 液。

3. 器材

计算机，RM6240E 型多道生物信号采集处理系统，恒温装置，给氧装置，麦氏浴槽，换能器，电极，手术剪，眼科镊，眼科剪，血管钳(2)，200 μL 加样器，200 μL Tip 头(5)，量筒，培养皿(2)，10 mL 移液管，洗耳球，滴管，吸头，手术缝线。

【实验方法】

1. 药液配制

吗啡以母液配成 10^{-2} mol/L、10^{-3} mol/L、10^{-4} mol/L、10^{-5} mol/L、10^{-6} mol/L 及 10^{-7} mol/L，纳洛酮以母液配成 10^{-3} mol/L、10^{-4} mol/L、10^{-5} mol/L、10^{-6} mol/L 及 10^{-7} mol/L，各种浓度药液均为 1 mL。

2. 标本制备

豚鼠 250～350 g，棒击枕部处死后立即剖开腹腔，取出距回盲肠端 10 cm 以上的回肠，剪成长约 4 cm 的肠段，剔除肠系膜血管及结缔组织后，结扎肠段两端(丝线留长)，纵行剪开(切断环行肌)后放入盛有 Kreb's 液的培养皿中备用。

3. RM6240E 型多道生物信号采集处理系统(以下简称系统)的调试

(1)系统的硬件调零

确认系统已开启，换能器与系统的通道 1 连接，刺激电极与系统的电刺激输出端连接。采样频率调至 40 kHz 以上，右上角的参数分别选定为生物电、扫描速度 25 ms/div、灵敏度 25 mV、直流、滤波 10 Hz、导联关，在实时参数显示下示波，调整换能器上的螺母，使基线置于零位。若偏差在两格以内，可按零点偏移或快速归零键钮调零。

(2)创建新量纲

硬件调零之后，在换能器上挂上 2 g 砝码，当实时参数显示的电压值(mV)稳定后，即停止示波。在工具栏上选择工具→创建新量纲→按提示输入新量纲名称，如肌张力→输入电压值→输入相应的砝码的重量 2 g，确定。然后，在示波状态下改右上角参数生物电为创建的新量纲肌张力，灵敏度自动转为相应的张力值(g)。

(3)调整系统电刺激器的参数

刺激器模式(正电压刺激)、刺激方式(自动单刺激)、高级→自定义→定义组数(1)、循环(2 次)、延时(20 ms)、波宽(5 ms)、强度(20～30 V)、频率(1 Hz)、脉冲数(1)、组间延时(20 s)，确定。

4. 标本的安置及平衡

将标本一端固定在电极的钩上，另一端固定在换能器的钩上，置于麦氏浴槽中刺激电极的上下两金环之间。麦氏浴槽中放入 Kreb's 液，容积为 25 mL，恒温(37±0.5) ℃，通入空气(气泡细小连续)。给标本加前负荷0.5～1.5 g 并平衡 1 h；在此期间应对标本频繁进行电刺激(尤其在前 15 min)，并注意勤换营养液(3～4 次)，使标本对电刺激反应的幅度较高且较平稳。

5. 正式测定

(1)吗啡对豚鼠回肠的抑制作用

记录给药前标本的电刺激收缩幅度，待收缩稳定后，再加入 10^{-7} mol/L

吗啡 100 μL，并在图上打标记，加药后 60 s 进行电刺激，记录收缩幅度；待吗啡收缩稳定后，再依次加入不同浓度的吗啡：10^{-7} mol/L 300 μL，10^{-6} mol/L 100 μL、300 μL，10^{-5} mol/L 100 μL、300 μL，10^{-4} mol/L 100 μL、300 μL，10^{-3} mol/L 100 μL、300 μL，10^{-2} mol/L 100 μL；如未达到最大抑制效应，可在10^{-2} mol/L 剂量上累加，直至达到最大抑制效应。每次加药后均在 60 s 后按上法进行电刺激并在图上标记，达到最大抑制效应后，停止刺激。

(2)纳洛酮拮抗吗啡抑制豚鼠回肠的作用

按上法依次加入纳洛酮10^{-7} mol/L 100 μL、300 μL，10^{-6} mol/L 100 μL、300 μL，10^{-5} mol/L 100 μL、300 μL，10^{-4} mol/L 100 μL、300 μL，10^{-3} mol/L 100 μL；如未达到最大收缩幅度，在 10^{-3} mol/L 剂量上累加，直到恢复到最大收缩幅度（相当于未加吗啡时的标本收缩幅度）。每次加药后刺激和标记同上，记录标本恢复收缩的幅度。

【实验结果】

1. 吗啡对豚鼠回肠电刺激收缩的抑制作用及 IC_{50} 的计算

数据记录及处理见表 3-15-1。

表 3-15-1　电刺激法观察吗啡对豚鼠回肠收缩作用的影响

响应	给药前	吗啡浓度/(nmol/L)
收缩幅度/g		
抑制率/%		

(1)I_A(抑制率)$=\dfrac{\text{给药前收缩幅度}-\text{给吗啡后收缩幅度}}{\text{给药前收缩幅度}}\times 100\%$。

(2)作图：以吗啡终浓度的对数值为横坐标、抑制率为纵坐标作量效曲线图。

(3)计算 IC_{50}：以抑制率在 20%～80%之间的点进行线性回归，得到方程 $I_A=a+b\lg C$，令 $I_A=0.5$，则此时的浓度 C 即为 IC_{50}。

2. 纳洛酮对吗啡抑制豚鼠回肠的拮抗作用

数据记录及处理见表 3-15-2。

(1)I_B(抑制率)$=\dfrac{\text{给药前收缩幅度}-\text{给纳洛酮后收缩幅度}}{\text{给药前收缩幅度}}\times 100\%$。

(2)作图：以纳洛酮终浓度的对数值为横坐标、抑制率为纵坐标作图。

表 3-15-2 电刺激法观察纳洛酮对吗啡诱导的豚鼠回肠收缩作用的影响

响应	给药前	纳洛酮浓度/(nmol/L)
收缩幅度/g		
抑制率/%		

pD_2 及 pA_2 的计算：PD_2 的计算终浓度应为累积给药浓度，其余同“药物的量效关系实验”；pA_2 的计算则以每次给药后拮抗药纳洛酮的实际浓度为 $[N_X]$，以无拮抗药时 X 剂量的吗啡对标本收缩的抑制作用为 100%，计算不同浓度纳洛酮对 $2X$ 剂量的吗啡对标本收缩的抑制百分率 I_B，以 I_B 为纵坐标，$\lg[N_X]$ 为横坐标用 Schild 作图法作图(图 3-15-1)，按“药物的量效关系实验”中的直线回归法可计算 B 的负数值，即为 pA_2。

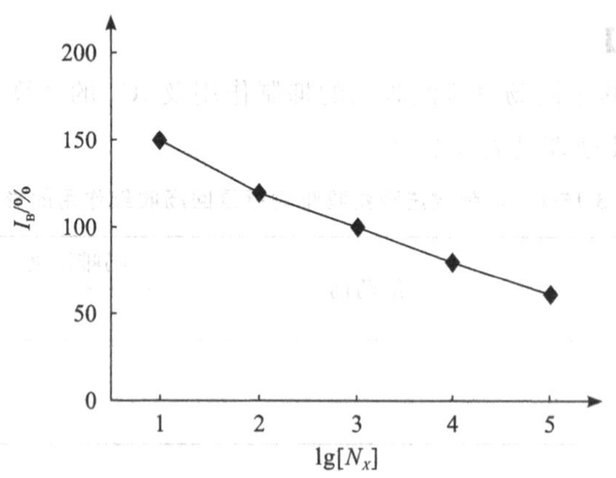

图 3-15-1 纳洛酮拮抗吗啡对豚鼠回肠电刺激收缩抑制作用的 Schild 图

【注意事项】

1. 勿过度牵拉组织，以免受损。制备标本时，需将环肌剪开，避免影响纵肌的电收缩。

2. 制备好的回肠标本在溶液中开始不活动，经 10～15 min 后可见标本作上下蠕动。

3. 加前负荷后要频繁电刺激并勤换营养液，待标本稳定并出现幅度较高的收缩波后才可进行实验。约需耗时 1 h。

4. 悬挂线的松紧度要调节好，太松太紧都会直接影响实验结果。

5. 刺激电压不宜太高，以 20～30 V 为宜。

附录

附表 1　常用实验动物的注射针头大小及注射量

动物	项目	灌胃	皮下注射	肌肉注射	腹腔注射	静脉注射
小鼠	针头号	9(钝头)	$5\frac{1}{2}$	$5\frac{1}{2}$	$5\frac{1}{2}$	4
	最大注射量	1 mL	0.4 mL	0.4 mL	1 mL	0.4 mL
大鼠	针头号	腰椎穿刺针(钝)	6	6	6	—
	最大注射量	2～3 mL	1 mL	0.5 mL	1 mL/100 g	—
豚鼠	针头号	细导尿管	6	6	6	—
	最大注射量	2～3 mL	1 mL	0.5 mL	2～4 mL	—
兔	针头号	9 号导尿管	$6\frac{1}{2}$	$6\frac{1}{2}$	7	6
	最大注射量	5～10 mL	2 mL	2 mL	5 mL	—
猫	针头号	9 号导尿管	7	7	7	—
	最大注射量	5～10 mL	2 mL	2 mL	5 mL	—

附表 2　动物常用非挥发性麻醉药用法和用量

麻醉药	动物	给药途径	剂量/(mg/kg)	麻醉时间
戊巴比妥钠	犬、兔	静脉注射	25～30	1～2 h
	猫	腹腔注射	30	1～2 h
	豚鼠、大鼠、小鼠	腹腔注射	40～50	1～2 h
异戊巴比妥钠	兔	静脉注射	40～50	2～4 h
	大鼠	腹腔注射	80～100	2～4 h
硫喷妥钠	犬、兔	静脉注射	20～30	0.25～0.5 h
	猫	腹腔注射	30～50	0.25～0.5 h
乌拉坦	猫、兔	腹腔注射，灌胃	1 g/kg	2～4 h
	大鼠、小鼠	腹腔注射	1～1.5 g/kg	2～4 h

附表 3 常用生理溶液的成分和用途

成分		生理溶液							
		生理盐水		任氏液	乐氏液	吉氏液	台氏液	邵氏液	克氏液
1000 mL所需量	氯化钠	6.0～7.0	8.5～9.0	6.5	9.0	9.0	8.0	6.6	6.6
	氯化钾	—	—	0.14	0.42	0.42	0.2	0.46	0.35
	氯化钙（无水）	—	—	0.12	0.24	0.05	0.1～0.2	0.05	0.28
	碳酸氢钠	—	—	0.20	0.30	0.50	1.0	2.52	2.1
	磷酸二氢钠	—	—	0.01			0.05	0.1	0.162 磷酸二氢钾
	氯化镁	—	—	—			0.1	0.09	
	葡萄糖	—	—	0.5～2.0 可以不加	0.5～2.0	0.5	1.0		2.0
	硫酸镁（$7H_2O$）	—	—						0.294
	通氧气	—	—		含氧	含氧	含氧	含氧	含氧
用途	两栖类	哺乳类	用于两栖类	哺乳类离体心脏、子宫等	哺乳类离体子宫（自动收缩停止）	用于哺乳类小肠	哺乳类离体肺	豚鼠离体气管	

说明：(1)表中各溶液成分、含量和用途各家主张不一，但均大同小异。

(2)表中单位固体为 g，液体为 mL。

(3)凡溶液中含有 $NaHCO_3$ 或 NaH_2PO_4 或 $CaCl_2$ 者，均应先分别溶解，然后加其他已充分溶解的各成分稀释。

(4)葡萄糖应在临用前加入，以防变质。

附表 4 常用实验动物生理常数

动物种类	犬	猫	兔	豚鼠	大鼠	小鼠	蛙、蟾蜍
寿命/a	10～15	8～10	4～8	6～8	3～4	2～3	6～7
性成熟年龄/月	10～12	10～12	5～6	4～6	3～8	1.2～1.7	
孕期/d	58～65	60～70	30～35	65～72	21～24	19～21	
适用体重/kg	5～15	2～3	1.5～2.5	0.3～0.5	0.2～0.4	0.018～0.025	
体温/℃	38.5	39	39	39	41.5	36.5	变温
呼吸/(次/分)	10～37	10～30	50～80	69～104	14～25	84～230	不定
心率/(次/分)	70～130	110～250	120～250	200～400	260～600	300～780	40～50
血压/mmHg kPa	80～180 10.66～23.98	120～155 15.98～20.65	70～150 9.32～19.98	80～90 10.66～11.99	60～150 7.99～19.98	90～160 11.99～221.31	20～60 2.66～7.99
血红蛋白/g% g/L	13.6 136	11.2 112	11.8 118	14.4 144	10～14.8 100～148	9～14.8 90～148	11 110
红细胞/(10^{12}/L)	6～7	6～8	5～6	5.6	9	9.3	0.44

附表 5 随机数目表

03 47 43 73 86	36 96 47 36 61	68 34 30 13 70	55 74 30 77 40
97 74 24 67 62	42 81 14 57 20	74 37 25 65 76	59 29 97 68 60
16 76 62 27 66	56 50 26 71 07	27 42 37 86 53	48 55 90 65 72
12 56 85 99 26	96 96 68 27 31	00 39 68 13 70	66 37 32 20 30
55 59 56 35 64	38 54 82 46 22	29 94 98 94 24	68 49 69 10 82
16 22 77 94 39	49 54 43 54 82	46 98 63 74 62	33 26 16 30 45
84 42 17 53 31	57 24 55 06 88	42 53 32 37 32	07 07 36 07 51
63 01 63 78 59	16 95 55 67 19	32 90 79 78 53	13 55 38 58 59
33 21 12 34 29	78 64 56 07 82	05 03 72 93 15	57 12 10 14 21
57 60 86 32 44	09 47 27 96 54	31 62 43 09 90	06 18 44 32 53
18 18 07 92 46	44 17 16 58 09	17 37 93 23 78	87 35 20 96 43
26 02 38 97 75	84 16 07 44 99	77 04 74 47 67	21 76 33 50 25
23 42 40 64 74	82 97 77 77 81	98 10 50 71 75	12 86 73 58 07
52 36 28 19 95	50 92 26 11 97	52 42 07 44 38	15 51 00 13 42
37 85 94 35 12	83 39 50 08 30	49 17 46 09 62	90 55 84 77 27
70 29 17 12 13	47 33 20 38 26	79 83 86 19 62	06 76 50 03 10
56 62 18 37 35	96 03 50 87 75	83 11 46 32 24	20 14 85 88 45
99 49 57 22 77	88 42 95 45 72	07 45 32 14 08	32 98 94 07 72
16 08 15 04 72	33 27 14 34 09	00 56 76 31 38	80 22 02 53 53
31 16 93 32 43	50 27 89 87 19	42 34 07 96 88	54 42 06 87 98
13 89 51 03 74	44 22 78 87 26	17 76 37 13 04	04 53 46 09 52
97 12 25 93 47	71 91 38 67 54	70 33 24 03 54	13 58 18 24 76
16 64 36 16 00	96 57 69 36 10	04 43 18 66 79	96 46 92 42 45
45 59 34 68 49	77 84 57 03 29	12 72 07 34 45	10 45 65 04 26
20 15 37 00 49	53 75 91 93 30	52 85 66 60 44	34 25 20 57 27

附表6 t 值表

自由度	t 值		自由度	t 值		自由度	t 值	
n'	$P=0.05$	$P=0.01$	n'	$P=0.05$	$P=0.01$	n'	$P=0.05$	$P=0.01$
1	12.706	63.657	15	2.131	2.947	29	2.045	2.756
2	4.303	9.925	16	2.120	2.921	30	2.042	2.750
3	3.182	5.841	17	2.110	2.898	35	2.030	2.724
4	2.776	4.604	18	2.101	2.878	40	2.021	2.704
5	2.571	4.032	19	2.093	2.861	45	2.014	2.690
6	2.447	3.707	20	2.086	2.845	50	2.009	2.078
7	2.365	3.499	21	2.080	2.831	55	2.004	2.669
8	2.306	3.355	22	2.074	2.817	60	2.000	2.660
9	2.262	3.250	23	2.069	2.807	70	1.994	2.648
10	2.228	3.169	24	2.064	2.797	80	1.989	2.638
11	2.201	3.106	25	2.060	2.787	90	1.986	2.631
12	2.179	3.055	26	2.056	2.779	100	1.982	2.625
13	2.160	3.012	27	2.052	2.771	120	1.980	2.617
14	2.145	2.977	28	2.048	2.763	∞	1.960	2.576

附表 7 χ^2值表

自由度	概率 P		
	0.05	0.01	0.001
1	3.84	6.63	10.3
2	5.99	9.21	13.3
3	7.81	11.3	16.3
4	9.49	13.3	18.5
5	11.1	15.1	20.5
6	12.6	16.8	22.5
7	14.1	18.5	24.3
8	15.5	20.1	26.1
9	16.9	21.7	27.9
10	18.3	23.2	29.6
12	21.0	26.2	32.9
14	23.7	29.1	36.1
16	26.3	32.0	39.3
18	28.9	34.8	42.3
22	33.9	40.3	48.3
26	38.9	45.6	54.1
30	43.8	50.9	59.7

参考文献

[1]杜冠华.实验药理学[M].2 版.北京:高等教育出版社,2021.

[2]李俊.临床药理学[M].7 版.北京:人民卫生出版社,2024.

[3]陈忠,杜俊蓉.药理学[M].9 版.北京:人民卫生出版社,2022.

[4]黄国钧,黄勤挽.医药实验动物模型:制作与应用[M].北京:化学工业出版社,2008.

[5]苗明三,朱飞鹏.常用医药研究动物模型[M].北京:人民卫生出版社,2007.

[6] PALMER B M, BELL S P. Preparing excitable cardiac papillary muscle and cardiac slices for functional analyses[J].Frontiers in Physiology,2022,13:1-12.

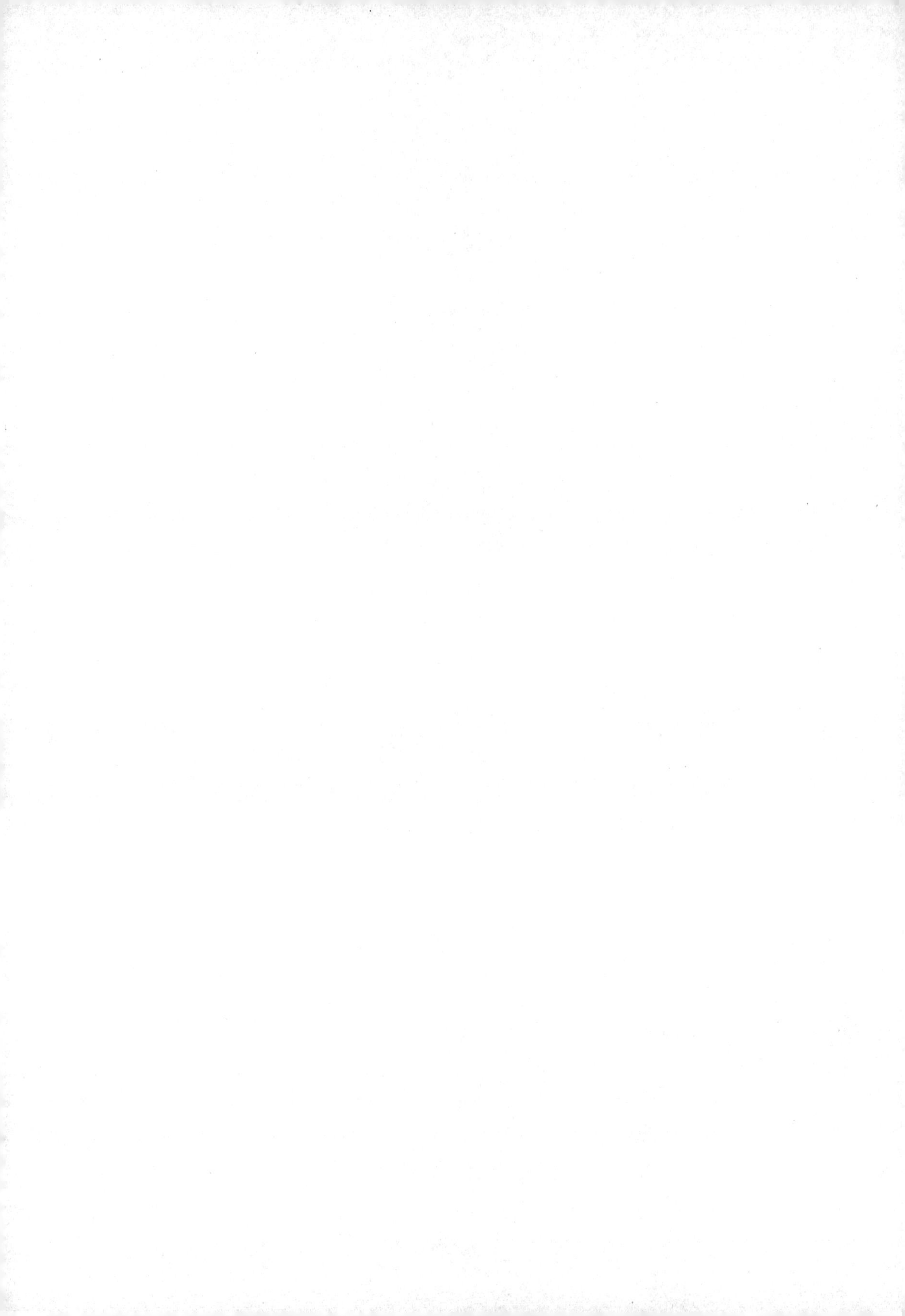